KB266252

헛소리 걷어내고 결과만 말한다

마취전문간호사 CRNA 합격, 공식은 있다

마취전문간호사 CRNA 합격, 공식은 있다

초판 1쇄 발행 2026년 3월 20일

지은이   Dan Lee
펴낸이   이기봉
편집   좋은땅 편집팀
펴낸곳   도서출판 좋은땅
주소   서울특별시 마포구 양화로12길 26 지월드빌딩 (서교동 395-7)
전화   02)374-8616~7
팩스   02)374-8614
이메일   gworldbook@naver.com
홈페이지   www.g-world.co.kr

ISBN   979-11-388-5549-5 (03510)

- 가격은 뒤표지에 있습니다.
- 이 책은 저작권법에 의하여 보호를 받는 저작물이므로 무단 전재와 복제를 금합니다.
- 파본은 구입하신 서점에서 교환해 드립니다.

헛소리 걷어내고 결과만 말한다

마취전문간호사

CRNA 합격, 공식은 있다

Dan Lee 지음

좋은땅

CRNA가 되기까지의 여정

내가 공인 마취전문간호사(Certified Registered Nurse Anesthetist, CRNA)가 되기까지의 길은 결코 평범하거나 전통적인 과정이 아니었다. 미국에서 간호학을 전공하고 간호사(RN)로 근무하다가 한국으로 돌아가기로 결정했고, 그곳에서 강남과 대치동의 어학원에서 약 10년 간 영어를 가르치며 억대 연봉을 받으며 교육자로 살아갔다. 겉보기에는 안정적이고 성공적인 삶이었지만, 마음 한편에는 늘 **간호사로서 더 큰 길을 걸어야 한다는 부름**이 자리하고 있었다.

그 소명을 따라 40대의 나이에 모든 것을 내려놓고 다시 미국으로 돌아오는 선택은 결코 쉽지 않았다. 익숙한 안정, 높은 연봉, 그리고 이미 쌓아 온 커리어를 뒤로하고, 단 하나의 이유—**가슴 깊이 자리한 소명을 이루기 위해서**였다. 미국으로 돌아왔을 때, 나는 누구보다도 큰 과제가 앞에 놓여 있다는 것을 잘 알았다. 임상 현장을 떠난 지 거의 10년. 그 시간은 단순한 공백이 아니라, 다시 시작해야 한다는 의미였다. 하지만 나는 두려움 대신 믿음을 택했다. **"사람이 마음만 먹으면 못할 일은 없다"**는 단순하지만 강력한 신념으로, 나는 완전히 **제로 베**

이스에서 다시 시작했다.

3년 동안 나는 **양로원** → Medical-Surgical Unit/Telemetry → Stepdown Unit → CVICU를 거치며 하나하나 단계를 밟아 나갔다. 남들보다 늦게 출발했지만, 매일 포기하지 않고 나아간 끝에 결국 마취전문간호사 프로그램에 합격할 수 있었다. 그 과정은 쉽지 않았지만, 나는 그 길에서 **회복력, 끈기, 그리고 분명한 전략**의 가치를 깊이 배웠다.

이 책은 내가 치열하게 걸어온 이 여정에서 얻은 깨달음과 전략을 담고 있다. 한국에서 10년간 강사로 일하며 배운 가장 큰 교훈은, **상대를 이해하고 철저히 준비한다면 어떤 상황에서도 승산이 있다**는 것이다. 나는 이 책을 통해 여러분께 그 전략과 믿음을 전하고 싶다. 어떤 배경을 가졌든, 어떤 어려움 앞에 서 있든, 올바른 준비와 흔들림 없는 마음가짐이 있다면 여러분도 반드시 CRNA라는 목표를 이룰 수 있다.

왜 이 책인가?

CRNA 대학원 지원 과정은 누구에게나 쉽지 않다. 특히 나처럼 **비전통적인 길**을 걸어왔거나, 독특한 배경을 가진 사람에게는 더욱 그렇다. 나 역시 임상 기술을 다시 익히는 것부터 면접을 통과하고, 설득력 있는 자기소개서를 쓰기까지 수많은 벽 앞에 섰다. 그러나 나는 그 벽들이 나를 막는 것이 아니라, 나를 **더 단단하게 만드는 과정**이었다는 것을 깨달았다.

이 책은 단순한 정보 나열이 아니다. 인터넷에서 흔히 볼 수 있는 조언을 넘어서, 내가 직접 경험하며 터득한 전략과, 입학위원회가 실제로 중요하게 보는 포인트를 담았다. 이 책의 가장 큰 특징은 다른 곳에서는 쉽게 얻을 수 없는 **면접 예상 질문과 자기소개서 예시**를 통해, 지원자가 자신감을 갖고 준비할 수 있도록 돕는 것이다. 물론 규정상 구체적인 답변을 제시할 수는 없다. 하지만 이 책은 여러분이 반드시 알아야 할 **핵심 포인트**를 제공하여, 면접에서 **자신의 경험과 강점을 연결해 응용할 수 있도록** 돕는다.

나의 목표는 단순하다. 이 책을 통해 여러분이 **정말 중요한 부분에 집중하고, 불필요한 추측에서 벗어나, 당당하게 CRNA라는 꿈을 향해 나아가도록 돕는 것**이다. 이 책을 다 읽고 나면, 낮은 GPA를 극복하는 방법부터 면접 준비까지, 입학 과정의 모든 단계를 어떻게 준비해야 할지 명확한 그림을 가질 수 있을 것이다.

이 가이드는 CRNA의 길을 처음 시작하는 이들에게는 **확실한 나침반**이 될 것이며, 오랜 공백 후 다시 드전하는 이들에게는 **용기와 희망**이 될 것이다. 나는 여러분이 이 책을 덮을 때쯤, 스스로에게 이렇게 말할 수 있기를 바란다.

"나도 할 수 있다. 나도 반드시 CRNA가 될 수 있다."

| 목차 |

제6장

GPA 강화하기

제7장

대학원 재정 계획

제8장

지원자를 위한 자료

결론

CRNA 면접 대비 종합 질문집

제1장

마취전문간호사 직업 이해하기

| CRNA는 무엇을 하나요?

공인 마취전문간호사(Certified Registered Nurse Anesthetists, CRNA)는 **마취 및 수술 전후 관리**를 전문으로 하는 고급 실무 간호사이다. CRNA는 수술 전 환자를 평가하고, 마취 계획을 수립 및 시행하며, 마취제를 투여하고, 수술 중 환자를 모니터링하며, 수술 후 회복을 관리한다. CRNA는 **외과의사, 마취과 의사, 기타 의료 전문가**와 협력하여 환자가 안전하고 편안하게 수술을 받을 수 있도록 한다. 임상 환경에 따라 CRNA의 업무 범위에는 **통증 관리 및 중환자 치료**도 포함될 수 있다.

| 의료 분야에서의 CRNA 역할

CRNA는 **특히 마취과 의사가 부족한 농촌이나 의료 취약 지역에서 마취 서비스 접근성을 높이는 중요한 역할**을 한다. 병원, 외래 수술 센터, 군사 시설, 전문 클리닉 등 다양한 환경에서 **고품질, 비용 효율적인 치료**를 제공한다. 임상 업무를 넘어, CRNA는 **환자 교육, 안전 프로토콜 옹호, 다학제 팀 참여**를 통해 최적의 결과를 도출한다. CRNA의 전문성은 환자가 수술 전후 과정 전반에서 **안전하고 맞춤화된 치료**를 받도록 보장한다.

CRNA 경력은 **직업적 만족과 개인적 성장**을 동시에 제공한다. 간호 기술의 최고 수준에서 실무할 기회를 제공하며, **비판적 사고, 고급 임상 지식, 기술적 숙련**을 결합할 수 있다. CRNA는 **높은 자율성** 속에서 협력적 의료 환경에서 일하며, 경제적으로도 보상이 크고 직업 안정성이 높다. 많은 이들이 **환자 치료에 직접적인 영향을 미치고, 생명을 구하는 절차에 참여하며, 의료 시스템에 의미 있는 기여를 하기 위해** 이 경력을 선택한다. 또한 CRNA는 **전문 교육과 직업 개발 기회를 통해 지속적으로 전문성을 확장**할 수 있다.

입학 요건

CRNA가 되기 위해서는 튼튼한 학문적·전문적 기반이 필요하다. 일반적으로 요구되는 학력 및 경험 요건은 다음과 같다.

- **학사 학위:** 간호학 학사(BSN)가 표준 전제 조건이다. 일부 프로그램은 관련 분야 학사 학위도 인정하지만, 이 경우 유효한 RN 면허가 필요하다.

- **GRE:** 학교에 따라서 GRE를 요구하는 곳도 있다. GRE가 *Recommended*로 되어 있는 학교에도 지원자가 원한다면 성적을 제출할 수 있으나 필수는 아니다. 이것은 전적으로 지원자의 GRE 성적과 GPA에 따라서 결정할 부분이다. 한가지 좋은 소식은 최근 CRNA 프로그램에서는 GRE 요구를 폐지하는 추세이다. GRE가 마취전문간호사로서의 성공을 잘 예측하지 못하고, 소수자 지원자에게 불리하게 작용할 수 있기 때문이다. 대신 임상 경험, 학점(GPA), 전문 경험 등 후보자의 실제 능력과 잠재력을 평가하는 홀리스틱(종합적) 입학 심사를 강화하여 공정성과 다양성을 높이려는 목적이다.

- **간호사 면허:** 신청 시점에 *Active* 상태이며 *Restriction*이 없는 RN 면허가 필요하다. 학교에 따라 해당 주의 면허증 제출을 요구하는 경우도 있으니 지원 학교의 요강을 정확히 파악해야 한다.

- **중환자실(ICU) 경험:** 대부분의 프로그램에서 최소 1~2년의 풀타

임 ICU 근무 경험을 요구한다. 이를 통해 강력한 임상 판단력, 기술적 숙련, 중증 환자 관리 능력을 개발할 수 있다.

- **전문 자격증:** CCRN(Critical Care Registered Nurse) 등 자격증은 강력히 추천되며, 지원서를 강화하는 데 도움이 된다. 지원자의 능력에 따라 *Sub specialty certificate(CSC, CMC, TCRN etc)*을 제출할 수도 있다.
- **추가 경험:** 연구 참여, 리더십 역할, 봉사 활동, 전문 간호 조직 참여 등은 큰 가치를 더한다. 이는 주도성, 직업에 대한 헌신, 직접적인 환자 치료 외 기여 능력을 보여 준다.

핵심 학력 요건은 BSN이지만, 입학 심사 위원회는 지원자의 전문적 경험, GRE 성적, 교외 활동도 고급 실무 역할에 대한 준비성을 평가하는 요소로 본다.

| 중환자실(ICU) 경험: 지원서를 강화하는 방법

마취전문간호사 프로그램 지원 시, 일부 ICU 경험이 다른 경험보다 유리하다는 루머가 많다. 예를 들어 CVICU, CTICU, CSICU 근무가 큰 장점으로 여겨지고, 신생아 ICU(NICU)는 덜 유리하다는 말이 있다. 그러나 현실은 훨씬 복잡하다.

실제로 많은 합격자는 Medical ICU(MICU)와 Surgical ICU 출신들이

많다. 특정 ICU 경험이 반드시 유리함을 보장하지 않지만 불리하다고 단정하기도 어렵다. 매년 학교의 입학생 결과를 보면 Neuro ICU, Neonatal ICU 출신 합격자도 반드시 포함된다. 따라서 학교에서 특정 경험을 선호한다고 명시하지 않는 한(예: Upenn은 Surgical ICU 경험을 선호한다고 웹사이트에 표기), 프로그램은 탄탄한 임상 지식, 기술, 비판적 사고를 개발할 수 있는 폭넓은 ICU 경험을 원한다.

중요한 것은 현재 근무 중인 ICU에서 경험을 어떻게 활용하느냐이다. 마취전문간호사 프로그램은 다음을 중시한다.

- **비판적 사고:** 복잡한 임상 상황을 평가하고, 즉각적으로 판단하며, 정보에 기반한 결정을 내리는 능력
- **학습 의지:** 지식과 기술을 확장하려는 적극성. 신규 자격증 취득, 도전적 사례 참여, 평생 교육 참여 등
- **사전 문제 해결 능력:** 잠재적 합병증을 예상하고 예방 조치를 취하는 능력

즉, ICU 유형보다 현재 역할에서의 전문성과 경험을 강화하는 것이 중요하다. 비판적 사고, 문제 해결 능력, 환자 치료에 대한 헌신을 보여 준다면, ICU 배경이 어디든 지원에 큰 도움이 된다.

| 자격증 및 면허

지원자 사이에서는 자격증이 많으면 입학이 유리하다는 오해가 많다. 그러나 단순히 자격증을 많이 나열한다고 합격이 보장되지는 않는다.

자신이 보유한 자격증을 깊이 이해하고, 실제로 지식을 유지하며 활용할 수 있다면 자산이 될 수 있다. 단순히 보여 주기 위해 자격증을 나열하는 것은 큰 도움이 되지 않는다.

- CCRN은 필수로 취득해야 한다. 개인의 임상 목표와 관심사에 맞는 기타 자격증을 선택하는 것이 바람직하다.
- 지원 심사는 자격증 수가 아니라, 그 지식을 임상에서 얼마나 잘 활용하는지를 평가한다.
- 지원자가 CCRN, CMC, CSC, TCRN 등 여러 자격증을 모두 취득했을 경우 돋보일 수도 있다. 하지만 이는 양날의 검이 될 수 있다. 다양한 자격증을 취득한 만큼 면접에서 더 고난이도의 질문을 받을 수 있기 때문이다. 따라서 흔히 한국에서 하는 '양치기식 자격증 획득'은 크게 도움이 되지 않는다.

| 학점(GPA): 충분하지 않다면?

마취전문간호사 프로그램에서 가장 중요하게 보는 요인은 GPA다.

학교는 3년 동안 문제없이 힘든 마춰 학위 과정을 무리 없이 견뎌 낼 지원자를 찾는다. 따라서 GPA의 중요도는 항상 1순위가 될 수밖에 없다. 대부분의 학교는 4.0 기준 3.0을 요구하지만, 프로그램마다 계산 방법이 다를 수 있으므로 각 학교 입학팀과 확인이 필요하다. 일부 학교는 가장 마지막 60학점만 계산하거나, 과학 과목만 별도로 GPA를 산출하기도 한다.

- GPA가 높다고 합격이 보장되는 것은 아니며, 낮다고 자동으로 불합격되는 것도 아니다.
- GPA가 낮은 경우 여러 방법을 통해 보완할 수 있다. 자세한 내용은 뒤에서 설명한다.
- 졸업 후 오랜 시간이 지나 학점이 오래된 경우, 재수강이 필요할 수 있다. 다양한 루트를 통해 학점을 다시 이수할 수 있으며, 이에 대한 구체적 방법은 뒤에서 다룬다.

결론적으로 GPA는 중요한 요소이지만 유일한 기준은 아니다. GPA가 낮다면 지원을 포기할 것이 아니라 다른 능력을 통해 낮은 학점을 보완하는 것이 중요하다. 이를 위한 다양한 방법이 있으며, 어떤 것이 효율적인지는 뒤에서 설명한다.

제3장

지원 절차

지원자에게 적합한 프로그램을 선택하는 것은 개인적인 결정이므로, 너무 자세하게 들어가진 않겠다. 그러나 몇 가지 중요한 조언을 하겠다.

우선, 가능하다면 신설 프로그램은 피하는 것이 일반적으로 가장 좋다. 새로 만들어진 프로그램의 첫 기수에 속하는 것은 종종 상당한 위험을 수반한다. 프로그램이 신설일 경우 아무리 유능한 교수진을 고용하여 프로그램을 운영한다 하더라도 잡음이 생길 수밖에 없다. 그 결과 첫 1기가 되는 지원자가 바로 학교의 "시험쥐"가 될 수도 있다.

또한 커리큘럼이 체계적이지 않거나, 실습 병원이 완전히 갖춰져 있지 않거나 일정하지 않을 수 있다. 예를 들어, 특정 병원에서 Regional Anesthesia 같은 실습을 트레이닝 할 것으로 기대했으나, 실제로 날짜가 임박해서 취소되거나, 막상 그 병원에 갔는데 필요한 트레이닝이 제공되지 않을 수도 있다.

마취전문간호사 과정은 졸업을 하기 위해 최소 2,000시간의 임상 시간과 각각 필요한 케이스 넘버를 충족해야 한다. 이를 채우지 못하면 졸업을 하더라도 Board exam을 치를 수 없다. 따라서 실습할 수 있는 병원이 탄탄하게 갖춰져 있는지 확인하는 것은 필수다.

예를 들어 저자의 경우 Central line insertion을 해야 했는데, 이 트레이닝을 제공해 주는 병원을 찾는 것이 너무 힘들었다. 병원마다 정책이 달라 Central line insertion 자체를 마취전문간호사가 하지 못하게 하는 곳도 있다. 이런 경우 학생이 트레이닝을 받는 일은 거의 발생하지 않는다.

또 다른 문제는 예상했던 임상 사례 수가 부족할 수도 있다는 것이다. 졸업을 위해 필요한 케이스 넘버를 다 채우지 못하면 다른 병원으로 옮겨 가야 한다. 하지만 신설 학교에서는 이런 프로세스를 순조롭게 해내기 어렵다. 이런 예상치 못한 문제는 학생들에게 가장 큰 스트레스가 되므로, 지원 전 이런 부분을 면밀히 살펴야 한다.

이런 이유로 프로그램 운영 기간이 충분히 길고 안정된 학교에 지원하는 것이 좋다. 대부분 학교는 주기적으로 오픈 하우스를 연다. 프로그램 디렉터가 학교에 관심 있는 학생에게 다양한 정보를 제공하고, 오픈 하우스 마지막에는 Q&A 세션이 있다. 이때 위에서 언급한 내용들을 물어보고 정보를 파악하는 것이 좋다.

가능하다면 관심 있는 프로그램 재학생과 네트워크를 형성해 그들의 경험을 직접 듣는 것도 좋다. LinkedIn 같은 사이트를 이용하면 쉽게 재학생을 찾아 질문할 수 있고, 공식 브로셔나 웹사이트에서는 얻을 수 없는 가치 있는 정보를 얻을 수 있다.

| 지원 마감일과 일정

마취전문간호사 프로그램에 지원할 계획이라면, 각 학교의 지원 마감일과 구체적인 요구 사항을 직접 확인하는 것이 필수다. 많은 학교가 원서 마감일을 웹사이트에 공개하고 있으며, 가장 정확한 마감일은 항상 학교에 직접 연락할 때 확인할 수 있다.

대략적인 마감일을 알아보기 위해 "All CRNA Schools - Schools by Application Deadline" 사이트를 참고할 수 있다. 각 월마다 원서 마감 학교가 나열돼 있다. 하지만 정확한 정보가 제공되지 않는 학교도 있으므로 전체적인 큰 그림을 보는 용도로만 사용하고, 구체적인 마감일과 요구 사항은 반드시 학교에서 확인해야 한다.

CRNA 지원에는 성적 증명서, 자격증 확인, 추천서, 자기소개서, 경우에 따라 특정 임상 경험 증빙 등 다양한 자료가 필요하다. 자료 준비에는 상당한 시간과 세심한 주의가 필요하므로, 막판까지 기다리지 말고 미리 시작해야 한다.

원서 마감일을 놓치면 아무리 지원자가 우수해도 모든 것이 무효가 될 수 있다. 신중한 계획과 시간 관리가 필수다. 지원자는 모든 서류를 정리하고, 추천서를 받고, 표준 양식을 작성하며, 자료의 정확성을 검토할 타임라인을 마련해야 한다. 충분한 준비 시간을 확보하면, 지원서를 완전하고 깔끔하게 제출해 합격 가능성을 극대화할 수 있다.

강력한 이력서 및 CV 작성하기

많은 한국 학생이 힘들어하는 부분 중 하나는 돋보이는 이력서 작성이다. 한국 이력서 양식과 다르고, 어떤 내용을 넣고 레이아웃을 잡아야 할지 어려워하는 경우가 많다.

이력서 작성이 어려우면, 신뢰할 수 있는 샘플 이력서를 온라인에서 검토하고 참고하는 것이 좋다. 약 20개의 Healthcare provider 이력서를 다운로드해 살펴보면 공통점이 눈에 보인다. 이를 통해 학교가 기대하는 이력서 구조와 스타일을 이해할 수 있다.

한국 학생들이 특히 많이 하는 실수는 불필요하게 화려한 이력서를 만드는 것이다. 의료 분야에서는 이력서가 화려하거나 과도하게 디자인될 필요가 없다. 깔끔하고 명확하며 전문적인 레이아웃이 불필요한 장식으로 가득한 것보다 훨씬 효과적이다.

- **정확성:** 실제 능력, 책임, 경험과 일치하지 않는 정보를 포함하지 않는다. 모든 내용은 면접에서 다뤄질 수 있으므로, 작성한 내용을 인터뷰 시 상세히 설명할 준비를 한다.
- **교정:** 철자, 문법, 형식 오류를 검토한다. 작은 실수도 부주의나 세심함 부족으로 보일 수 있다.
- **과도한 정보 주의:** 더 많은 정보가 항상 강력한 이력서를 의미하지 않는다. 지나치게 많은 세부사항을 넣으면 오히려 불리하다. 작성한 내용을 자신 있게 설명할 수 없다면 신뢰성이 떨어진다. 예를 들어, 근무 부서에서 ECMO를 사용했지만, 본인이 직접 ECMO 환자를 관리한 경험이 없다면 경험을 기재하지 않는다. 면접에서 질문을 받고 제대로 답변하지 못하면 정직성과 성실성에 의문이 생긴다.

의료계에서 가장 중요한 것은 정직성이다. 제출하는 이력서에서 투명성, 정확성, 정직함을 유지해야 한다. 정보를 과장하거나 허위 작성하면 프로그램이나 직업에서 제외될 수 있고, 전문 경력에 영구적인 문제를 남길 수 있다. 환자 치료와 직결되는 분야에서는 이력서 정직성 유지가 필수다.

| 추천서: 누구에게 부탁할 것인가

대부분 마취전문간호사 프로그램은 지원자가 본인이 근무하는 유닛의 매니저나 Director에게 추천서를 요청하도록 권장한다. 그러나 합격 여부가 확실하지 않은 상태에서 관리자에게 추천서를 요청하면 예상치 못한 결과가 발생할 수 있다. 예를 들어, 직장을 떠날 의도를 암시한다고 오해해 근무 환경에 영향을 주거나 추천서 작성에 저항할 수 있다. 근무 경력이 2~3년 되지 않은 경우, 유닛 매니저가 추천서 작성을 거부할 수도 있다.

나는 오히려 매니저가 추천서를 거부하면 "땡큐"라고 생각한다. 이런 경우 추천하는 접근 방법은 지원하는 프로그램 입학 사무실에 상황을 설명하고, 관리자 대신 Charge nurse나 다른 상사로부터 추천서를 받아도 되는지 문의하는 것이다. 일부 프로그램은 이러한 대안을 허용한다. Charge Nurse는 본인과 같이 유닛에서 환자를 직접 돌본 동료 간호사이므로 추천서를 받아 내는 것이 오히려 쉽다.

대부분 지원자는 추천서를 받을 때 부탁하는 사람에게 100% 맡긴다. "어차피 좋은 내용 써 주겠지" 하고 그냥 두는 경우가 많다. 하지만 이런 행동은 절대 하지 말아야 한다. 학교는 3~5장의 추천서를 요구하는데, 그냥 맡겨 두면 모든 추천서가 재미없는 추천서가 된다.

예를 들어 추천서 하나 정도가 "지원자는 환자를 지극정성으로 돌보고 맡은 바 책임을 다하며 성실히 임했다" 정도면 괜찮지만, 모든 추천서가 이렇게 되면 입학사정회 임원어게 지루한 종이 쪼가리로 보인다.

책의 목적은 독자가 마취전문간호사 프로그램에 합격하는 것이다. 따라서 약간의 전략을 쓰는 것이 좋다. 원칙상 추천인에게는 "CRNA 학교에 지원하니 추천서를 부탁드립니다"라는 말 외에는 다른 부탁을 해서는 안 된다. 하지만 가능하다면, 추천서를 써 줄 사람 3명을 미리 선정한 뒤 각각에게 다음과 같이 부탁하는 것이 합격률을 높이는 지름길이 될 수 있다.

- 한 명은 임상 기술을 강조하는 추천서 작성
- 다른 한 명은 성격과 근면성을 강조하는 추천서 작성
- 또 다른 한 명은 리더십 능력을 강조하는 추천서 작성

이렇게 전략적으로 작성하면, 각기 다른 추천서가 다양한 내용을 보여 주게 된다. 즉 임상, 근면성, 리더십까지 모두 갖춘, 학교가 진정으로 찾는 지원자가 된다. 이러한 추천서에 높은 학점, 다양한 활동, 경력까지 합쳐지면 면접까지 가지 못할 이유가 없는 지원자가 된다. 지원

자는 항상 생각해야 한다. 어떻게 하면 나와 비슷한 스펙을 가진 수백 명의 지원자 중에서 돋보일 수 있을까. 이 점을 반드시 명심해야 한다.

CRNA 지원 과정은 결코 쉽지 않다. 하지만 **철저한 준비, 전략적 접근, 끊임없는 노력**이 합쳐진다면, 수백 명 지원자 속에서도 반드시 눈에 띌 수 있다. 지금 당장 작은 한 걸음이라도 시작하면, 그 한 걸음이 결국 당신을 목표에 가까이 데려다준다.

실패를 두려워하지 말고, 미리 조사하고, 준비하고, 차근차근 실행하라. **이 길을 걸어갈 결심을 했다면, 그 누구도 당신의 의지를 막을 수 없다.** 매 순간 선택과 준비가 당신을 합격으로 이끄는 힘이 된다. 지금 당장 행동하고, 흔들리지 말고, 목표를 향해 나아가라. 당신이 바로 합격생이 될 사람이다.

눈에 띄는 자기소개서 작성하기

| 입학 에세이 구조 잡기

한국 간호사들은 지원 에세이에 크게 신경을 안 쓰는 경향이 있다. 하지만 실제로 미국 대학원 입학은 학부와 마찬가지로 지원자의 에세이가 매우 중요하다. 다시 한번 말하지만, 지원자가 가지고 있는 스펙과 비슷한 사람이 400명, 500명 정도 된다. 즉 학점, 자격증, 경력만으로 합격자를 가리기 어렵기 때문에, 면접, 추천서, 에세이가 결정적인 요소가 된다. 따라서 에세이도 전략적으로 써야 한다.

학교를 지원하면 에세이 주제, 분량 등에 대한 정보를 얻을 수 있다. 어떤 학교는 에세이 1개만 요구하고, 어떤 학교는 4개의 에세이를 요구하기도 한다. 여기서 주목할 점은 에세이 요구가 많을수록 합격자 선발에서 에세이 비중이 크다는 것이다. 실제로 내가 Case Western Reserve University에 연락해 가장 중요하게 보는 요소가 무엇인지 물었을 때, 돌아온 답변은 바로 "지원자 에세이"였다.

에세이를 작성할 때는 무작정 글을 쓰지 말고 큰 구조를 먼저 잡아야 한다. 먼저, 왜 마취전문간호사가 되고 싶은지 관심을 설명하는 것으로 시작한다. 이 전문 분야에 끌리게 된 동기나 경험으로 시작하면 좋다.

그다음, CRNA의 역할을 관찰한 경험을 설명한다. 예를 들어, 새도잉(shadowing) 기회를 통해 관찰한 경험을 이야기한다. 이 과정에서 직업에서 발견한 점을 강조하고, 왜 그 경험이 의미 있거나 특별하게 느껴졌는지 설명한다.

그 후에는 CRNA 역할과 자신의 강점과 특성을 연결한다. 예를 들어 비판적 사고, 회복력, 팀워크, 세부 사항에 대한 주의력 같은 구체적 특성을 언급하고, 이러한 특성이 역할에서 성공하는 데 어떻게 도움이 되는지 간략히 설명한다.

마지막으로, 앞으로의 기여 계획으로 에세이를 마무리한다. 입학 심사위원회는 단순히 동기만 있는 지원자가 아니라, 자신의 경력을 넘어 의료 분야와 지역사회에 긍정적 영향을 끼칠 의지가 있는 지원자를 보고 싶어 한다.

관심 동기 → 관찰 경험 → 개인 강점 → 미래 기여 계획의 구조를 따르면, 에세이는 체계적이고 목적이 분명하며 설득력 있게 작성된다.

| 흔히 저지르는 실수 피하기

에세이를 작성할 때는 무엇을 포함할지 아는 것만큼 무엇을 피해야 하는지 아는 것도 중요하다. 많은 지원자가 동일한 함정에 빠져, 에세이가 덜 설득력 있게 되는 경우가 많다. 아래는 피해야 할 흔한 실수다.

1. 자신만을 위해 글을 쓰는 것

강력한 에세이는 지원자가 생각하는 '좋아 보이는 글'이 아니라, 입학 심사위원회에 울림을 주는 글이어야 한다. 입학 심사위원들은 수백 건의 지원서를 평가한다. 에세이를 작성할 때 자신에게 물어보라. "이 프로그램이 원하는 학생상은 무엇인가?", "미래 CRNA에게 가장 중요하게 보는 특성은 무엇인가?" 효과적인 에세이는 지원자가 인상 깊다고 느끼는 점이 아니라, 프로그램에서 찾는 특성과 경험을 강조하는 글이다.

2. 깊이 없는 나열식 에세이

CRNA가 되고 싶은 이유를 단순히 길게 나열만 하고 구체적으로 설명하지 않는 경우가 많다. 독립적 프랙티스가 가능하고, 크리티컬 케어 지식과 기술을 사용하며, 환자의 목숨을 책임지는 경험 등은 입학 사정관이 이미 수백 번 들었다. 따라서 의미 없는 이유를 나열하기보다는, 진정으로 CRNA가 되고자 하는 동기를 선택해 깊이 있게 에세이에 반영해야 한다.

3. 평범한 문구 사용

지원자가 가장 많이 쓰는 문장은 아마 "마취전문간호사가 되고 싶은 이유는 자율성이 있기 때문"일 것이다. 자율성(Autonomy)은 분명 중요한 장점이지만, 수천 명의 다른 지원자도 같은 말을 한다. 별 생각 없이 단어만 포함하면 흔해 빠진 에세이가 된다. 따라서 약간의 개인적 양념이 필요하다.

예를 들어, Autonomy가 자신에게 중요한 이유와 경험과 연결해 설명한다.

"CRNA에게 주어지는 Autonomy는 단순히 자동으로 부여되는 것이 아니라, 수년간의 심도 있는 간호 교육, 1~3년간의 ICU 경험, 고급 임상 지식을 통해 얻어진다. 저에게 CRNA의 Autonomy는 단순한 자율성을 넘어, 신뢰와 환자를 안전하게 돌보기 위해 요구되는 전문성을 동시에 보여 주기 때문에 매우 큰 영감을 준다."

이렇게 표현하면 성숙함과 통찰력이 드러나며, 남들과 다른 Autonomy에 대한 자신의 생각을 보여 줄 수 있다. 이를 통해 지원자의 이름이 입학 사정관의 머리에 오래 남을 수 있다.

CRNA가 되고자 하는 길은 결코 쉽지 않다. 하지만 지금 이 순간 내가 가진 경험, 지식, 헌신, 그리고 환자를 위한 열정은 다른 지원자와 차별화되는 나만의 강점이다. 내가 쌓아 온 모든 임상 경험과 학습 과정은 단순한 스펙이 아니라, 실제 환자 생명을 책임질 수 있는 전문성을 만들었다. 에세이를 통해 입학 사정관에게 보여 줘야 할 것은 단순한 의지가 아니라, 내가 이 길을 선택한 이유, 그 과정에서 성장한 나의 능력, 그리고 앞으로 의료 현장과 사회에 기여할 수 있는 구체적 비전이다. 결국 CRNA가 되고자 하는 동기는 단순한 직업 선택이 아니라, 나의 삶과 가치, 환자 안전과 돌봄에 대한 헌신을 증명하는 길이다. 이 열정과 헌신이 에세이를 읽는 사람에게 전달된다면, 지원자는 단순한 수험생이 아니라, 반드시 선발되어야 할 미래의 CRNA로 기억될 수 있다.

제5장

면접 준비

| 면접 형식과 질문 유형

CRNA 프로그램 면접은 다양한 형식으로 진행될 수 있다. 일부 학교는 대면 면접을 진행하고, 다른 학교는 Zoom 같은 온라인 플랫폼을 사용하며, 어떤 학교는 패널 인터뷰를 진행하기도 한다. 패널에는 마취과 교수뿐만 아니라 현직 SRNA(마취전문간호사 학생)와 다른 NP 프로그램(전문 간호사과정) 교수들도 포함될 수 있다. 면접 형식이 어떻든 전반적인 분위기는 대체로 긴장감이 높다. 대부분 면접은 약 15분 정도 진행되며, 10개 이상의 질문이 빠르게 이어질 수 있다.

질문은 일반적으로 세 가지 주요 범주로 나뉜다.

1. 개인적 질문 - 자기소개나 동기 등
2. 임상 질문 - 환자 사례 기반
3. 행동/상황 질문 - 전문성과 문제 해결 능력 평가

대부분 면접은 고전적인 질문인 "자기소개를 해 주세요"로 시작한다. 여기서 팁을 준다. 대부분 학교에서 자기소개를 물어본 후 "CRNA 프로그램 지원 동기 및 왜 해당 학교에 지원하는지" 질문이 이어진다. 따라서 자기소개를 답할 때 자연스럽게 프로그램 지원 동기와 학교 지원 이유까지 포함시키는 것이 좋다. 오픈하우스에서 지원 프로그램과 학교 장점에 대한 정보를 얻을 수 있기 때문에 답변이 어렵지 않다. 이렇게 하면 세 개 질문을 한 번에 정리해 시간 압박에서 벗어나면서 인

터뷰를 이끌 수 있다.

| 임상 질문에 답하는 전략

기본 질문이 끝나면, 대부분 프로그램은 임상 질문으로 넘어간다. 임상 질문은 학교마다 다르다. 본인의 ICU 배경을 바탕으로 질문이 나오기도 하고, 무작위로 질문이 나올 수도 있다. 지원자가 알아야 할 점은 입학 사정관이 원하는 답변 형태다.

예를 들어, "수술 후 환자가 저혈압이 되었을 때 어떻게 하시겠습니까?"라는 사례가 주어진다. 다양한 랩·결과와 혈압 수치가 제공된다. 중요한 점은 정답이 단 하나가 아니라는 것이다. 중요한 것은 논리적 사고 과정이다.

예를 들어, 단순히 "Trendelenburg 포지션으로 바꾸고 수액을 투여하고 vasopressor를 주겠다"라고 답하기보다는, 맥락과 이유를 덧붙이는 것이 좋다.

"수술 후 출혈이 저혈압의 원인일 수 있으므로, 먼저 심장으로 더 많은 혈액을 보내기 위해 Trendelenburg 포지션으로 전환하고, 혈관 내 용적을 확장하기 위해 수액을 투여하며 동시에 잠재적 출혈 여부를 평가하겠다. 이와 동시에 혈관 수축을 돕는 Phenylephrine 드립도 준비하겠다."

이와 같은 답변은 임상 지식과 Critical 사고 능력을 동시에 보여 준다. 또한, 약물 계산 문제도 자주 나오므로 사전에 약물 용량 계산 연습을 하는 것이 좋다.

많은 지원자가 가장 어려워하는 질문은 행동/상황 질문이다. 이 질문은 Emotional Intelligence와 관련 있으며 정답이 없는 경우가 많다. 예를 들어, "수술 중 마취과 의사와 의견이 다를 경우 어떻게 하시겠습니까?" 같은 질문이다. 절대적인 정답은 없지만 반드시 기억해야 할 원칙이 있다. 논쟁적이거나 타인을 무시하는 태도를 보이지 않아야 하며, 대신 타인의 의견을 존중하고 협력할 수 있는 능력을 강조해야 한다.

많은 CRNA 지원자는 Type A 성격으로 자신의 접근 방식을 강하게 믿는다. 하지만 대부분 프로그램은 다음과 같은 학생을 원한다.

1. 다른 관점을 존중하는 태도
2. 다른 사람으로부터 배우고 적응할 수 있는 유연성
3. 긴장 상황에서도 감정을 잘 다스리고 냉정하게 판단할 수 있는 능력
4. 자신의 실수나 부족한 점을 인지하고 개선하려는 자세
5. 동료들이 믿을 수 있는 행동과 태도를 보여 주는 능력

답을 모르는 질문이 나와도 당황하지 말라. "모르지만 조사해서 더 배우겠다"라고 솔직하게 말하는 것은 전혀 문제가 없다. 실제로 이런 방식으로 나중에 조사 후 이메일로 답변을 보내 추가 노력을 보여 주면 주도성을 입증할 수 있다.

또한, 지원한 학교 CRNA Program 교수진의 경력을 사전에 조사하는 것이 좋다. 교수 경력을 보면 그들이 중요시하는 가치와 관점을 알 수 있다. 예를 들어, 내가 지원한 프로그램에서는 많은 교수들이 Military 경력과 독립적 마취 실무 경험을 갖고 있었다. 이를 기반으로 면접 중 독립적인 실무 중요성을 강조하며 답변에 자연스럽게 녹였다.

일상 대화에서 상대방 배경을 알면 대화가 원활하듯, 면접도 마찬가지다. 면접은 사람과 사람 사이의 대화이며, 평가자는 사람이다. 이런 준비와 분석이 합격에 크게 도움이 된다.

대부분 면접 마지막에는 질문이 있는지 묻는다. 일반적이거나 흔한 질문은 피하는 것이 좋다. 강한 인상을 남길 기회다. 예를 들어 나는 이렇게 질문했다.

"귀 프로그램이 독립적 실무를 중요시한다는 점을 이해합니다. 프로그램을 마친 후 교수님이 만약 환자라면 저에게 본인의 마취를 맡기실 수 있겠습니까?"

이 질문은 독립적 프랙티스에 대한 진지함과, 프로그램이 나를 충분히 준비시킬 것이라는 기대를 전달한다.

마지막으로 기억해야 할 점: 면접에 초대되었다는 것 자체가 이미 잠재적 합격 후보로 평가받았다는 으미다. 면접 목적은 다른 우수 지원자들 중에서 자신을 돋보이게 하는 것이다. 자신감을 갖고 임하며 강점을 강조하라. 교수진이 여러분의 이름과 이야기를 기억하도록 만드는 것이 중요하다.

면접에서 가장 중요한 것은 자신감과 준비다. 내가 쌓아 온 임상 경험과 학습 과정, 헌신은 단순한 스펙이 아니라 실제 환자 생명을 책임질 수 있는 전문성을 만든다. 면접은 나의 의지와 열정을 보여 줄 기회다. 내가 보여주는 태도와 답변, 주도적인 노력, 그리고 문제 해결 능력은 입학 사정관에게 나를 반드시 선발해야 할 CRNA 후보로 인식하게 만든다. 이 순간 집중하고 준비하며 최선을 다하면, 면접은 단순한 평가가 아니라 나의 목표를 현실로 만드는 출발점이 된다.

| 면접 예제 Q&A

∘ 신경계(Neurologic System)

- ICP 상승 환자에게서 가장 먼저 보이는 임상 징후는 무엇이며, 그 이유는?
- CPP(뇌관류압)가 감소할 때 뇌는 어떻게 보상하려 하는가?
- Cushing's triad(쿠싱 반응)는 어떤 생리학적 기전으로 발생하나?
- GCS가 갑자기 떨어지는 환자에서 가장 먼저 확인해야 할 것은 무엇인가?
- 뇌출혈 환자에서 $PaCO_2$ 조절이 ICP에 어떤 영향을 주는가?
- 척수손상 환자에서 neurogenic shock이 생길 때의 주요 hemodynamic 변화는?

- 경련(seizure) 후 환자의 산소 요구량과 대사율은 어떻게 변화하나?

- Propofol, Benzodiazepine 같은 진정제가 ICP에 미치는 영향은?

- 급성 뇌졸중 환자의 sodium level이 중요하게 여겨지는 이유는?

- 갑자기 의식저하가 온 환자에서 혈당과 ABG를 동시에 확인해야 하는 이유는?

◦ **심혈관계(Cardiovascular System)**

- 저혈량성 쇼크 환자와 심인성 쇼크 환자의 hemodynamic profile (CVP, CO, SVR)을 비교해 봐.

- sepsis 환자에서 초기 혈압은 정상인데 실제로는 저관류가 진행 중일 수 있는 이유는?

- A-fib with RVR 환자의 CO가 감소하는 이유를 생리학적으로 설명해 봐.

- Preload가 감소하는 주요 원인 세 가지와 ICU에서 자주 보는 상황을 예로 들어 봐.

- IABP가 CO를 개선시키는 기전은?

- lactate 수치가 상승할 수 있는 원인 세 가지를 말해 봐.

- Central venous pressure(CVP)가 상승했다고 해서 항상 volume overload라고 볼 수 없는 이유는?

- STEMI vs NSTEMI 환자에서 troponin 상승의 시간적 패턴 차이는?

- Vasopressor와 Inotrope의 차이를 설명하고, 각각 대표 약물 예를 들어 봐.
- Bradycardia 환자에서 cardiac output이 유지되지 않는 이유는?

○ 호흡기계(Respiratory System)

- PaO_2 60 mmHg, SaO_2 88%일 때 환자의 상태를 어떻게 해석하겠는가?
- ARDS 환자에서 PaO_2/FiO_2 ratio가 감소하는 이유는?
- COPD 환자의 만성 CO_2 저류가 산-염기 균형에 미치는 영향은?
- Respiratory acidosis vs Metabolic acidosis를 ABG로 구별하는 방법은?
- 폐색전증(PE) 환자에서 dead space ventilation이 증가하는 이유는?
- V/Q mismatch의 대표적인 예를 두 가지 들어 설명해 봐.
- 흉부 X-ray상 bilateral infiltrate가 보이는데 cardiac cause와 ARDS를 어떻게 감별하겠는가?
- Hyperventilation이 혈관에 미치는 생리적 영향은?
- Hypoxia와 Hypoxemia의 차이를 설명해 봐.
- 인공호흡기 환자에서 높은 peak pressure가 감지될 때 가능한 원인들을 나열해 봐.

◦ **신장/체액/전해질(Renal & Electrolyte System)**

- Sepsis 환자에서 oliguria가 발생하는 병태생리적 이유는?
- 고칼륨혈증이 심전도(EKG)에 미치는 특징적 변화는?
- 급성 신부전(AKI)의 전신적 영향 세 가지를 설명해 봐.
- Na^+ 120 mmol/L 환자에서 나타날 수 있는 주요 신경학적 증상은?
- Loop diuretic 사용 시 발생할 수 있는 전해질 이상 두 가지는?
- Metabolic acidosis 환자에서 호흡기계의 보상 작용은?
- BUN과 Creatinine 비율이 20:1 이상일 때 의심할 수 있는 상태는?
- Hypernatremia의 주요 원인 두 가지를 들고 각각 기전을 설명해 봐.
- SIADH 환자의 소변 농도와 혈청 osmolarity는 어떻게 변화하나?
- 급성 tubular necrosis(ATN) 환자에서 소변 Na 농도는 어떻게 변하나?

◦ **내분비/대사(Endocrine & Metabolic System)**

- DKA 환자에서 pH, HCO_3^-, anion gap, K^+는 각각 어떤 방향으로 변하나?
- HHS와 DKA의 주요 병태생리 차이는 무엇인가?
- Addison 위기(adrenal crisis)에서 발생하는 전형적 전해질 변화는?
- SIADH와 DI의 주요 차이점을 체액 상태와 소변 농도 기준으로

설명해 봐.

- 갑상선 storm이 발생했을 때 교감신경계 활성과 대사율은 어떻게 변화하나?
- Insulin이 potassium 이동에 미치는 영향은?
- 저혈당 환자에서 교감신경계 증상(발한, 빈맥 등)이 나타나는 이유는?
- Cortisol의 주요 생리학적 역할 세 가지를 설명해 봐.
- 스트레스 상황에서 혈당이 상승하는 이유를 호르몬 관점에서 설명해 봐.
- Glucagon의 작용이 insulin과 어떻게 반대되는가?

- **혈액/면역/응고(Hematology & Inflammatory)**

- 패혈증(sepsis) 환자에서 DIC가 발생하는 병태생리를 설명해 봐.
- 급성 출혈 후 hematocrit이 즉시 떨어지지 않는 이유는?
- Heparin과 Warfarin의 작용 부위 차이는 무엇인가?
- Transfusion reaction이 발생했을 때 나타나는 초기 증상은?
- 혈소판 감소증(thrombocytopenia) 환자에게서 출혈 위험이 증가하는 이유는?
- 패혈증 환자에서 lactate 상승이 조직 저산소와 어떤 관련이 있는가?
- 면역 반응 중 cytokine storm이 발생하면 hemodynamic에 어떤

영향이 생기나?

- Anemia가 조직 산소 전달에 미치는 영향은?
- Massive transfusion 후 Hypocalcemia가 발생하는 이유는?
- Sepsis 환자에서 WBC가 감소했을 때 예후가 나빠지는 이유는?

| 면접 후 불합격 시 대응 방법

CRNA 학교에 지원하고 나서 면접에서 떨어지면 당연히 실망할 수 있다. 오랜 시간 준비했기 때문에 그 마음은 충분히 이해된다. 그러나 아무런 조치를 취하지 않는 것만큼 어리석은 일은 없다. 일반적으로 학교에서는 합격 통보를 받고도 등록하지 않는 인원이 1~2명, 많게는 4~5명 정도 발생하므로, 추가합격(Waitlist)을 대비해 미리 준비를 해 두는 것이 중요하다. 즉, 학교 측과 미리 미팅을 요청하는 등 관계를 구축하는 것이 필요하다.

만약 지원자가 최종 불합격 통보를 받았다면 추가 합격 가능성은 거의 없다. 하지만 학교로부터 대기자 명단에 올랐다는 통보를 받았다면, 여전히 추가합격의 기회가 존재한다. 저자 역시 추가 합격을 통해 프로그램에 입학한 경험이 있다. 이때는 학교와 미팅을 요청하여 어떤 부분이 부족했는지 확인하고, 다음 지원 때 어떤 부분을 더 발전시키는 것이 좋을지 구체적으로 조언을 받는 것이 중요하다. 절대 "왜 떨어졌나요?"와 같이 질문해서는 안 된다. 이는 학교와의 불필요한 갈등을 유발할 수 있다.

다만, 이러한 불합격 후 미팅의 결과 역시 학교 지원 이전에 프로그램 관계자와 얼마나 좋은 관계를 맺었는지에 따라 달라진다. 따라서 지원자는 지원 과정에서 프로그램 관계자에게 자주 이메일을 보내 질문하고, 성실하게 소통하며 긍정적인 관계를 형성하는 노력을 해야 한다.

결국 모든 것은 사람을 상대로 이루어지는 과정이다. 단순히 데이터를 입력하고 랜덤으로 추첨하는 것이 아니므로, 사람에게 자신의 이름과 존재감을 각인시키는 것만큼 중요한 것은 없다. 이 점을 명심하고 전략적으로 행동한다면, 추가합격을 통해 프로그램에 입학할 수 있는 기회를 잡을 수 있다.

제6장

GPA 강화하기

| CRNA 지원에서 GPA의 중요성

CRNA 프로그램에 지원할 때 GPA는 매우 중요한 요소다. GRE, 과외 활동, 연구 경험 등 다른 요소와 비교했을 때 GPA의 비중이 훨씬 크다. 대부분 프로그램에서 합격한 학생들을 보면 GPA 3.6/4.0 이상인 경우가 많다. 물론 GPA 3.1로 합격하는 지원자도 있고, 4.0임에도 탈락하는 경우도 있다.

대부분 프로그램은 GPA를 세부적으로 평가한다. 예를 들어 선수과목(prerequisite science)만 따로 평가하거나, 전 학년 GPA를 다 평가할 수 있다. 주(State)와 프로그램에 따라 일부 학교는 마지막 60학점만 고려하기도 한다. 따라서 각 학교의 입학 요건을 꼼꼼히 확인하는 것이 필수다. 일반적으로 CRNA 학교를 지원하기 위해 필요한 과목은 다음과 같다.

- 8 Credits of Anatomy & Physiology with lab
- 3 Credits of Chemistry (General, Organic, or Biochemistry)
- 3-4 Credits of Microbiology
- 3-4 Credits of Pharmacology
- 3 Credits of Statistics

| GPA 향상 전략

많은 간호사들은 간호학교 재학 중에는 CRNA에 관심이 없어 학점 관리를 소홀히 하다가, 취업 후 ICU에서 근무하면서 관심을 가지게 된다. 이런 경우 낮은 GPA가 합격의 주요 장애물이 될 수 있다. 이런 상황에서 취할 수 있는 전략은 몇 가지가 있다.

◦ Portage Learning: 낮은 성적 과목 재수강

지역 커뮤니티 칼리지나 대학교에서 운영하는 온라인 과정을 통해 낮은 학점을 다시 수강하는 방법이다. 많은 지원자가 이 두 가지 방법을 선택해 낮은 학점을 커버한다. 온라인 과정은 대학교에서 운영하는 경우도 있고, 한국 학점은행처럼 사설 기관에서 운영하는 경우도 있다. 대학교 온라인 과정은 **www.coursehero.com** 같은 사이트에서 해당 학교 시험 문제를 구해 공부할 수도 있어 학점 올리기가 비교적 쉽다. 비용은 기관마다 천차만별이며, 강좌 수강 방식과 기간 제한이 다르므로 지원자가 미리 확인하고 선택해야 한다.

내 경우도 간호대학교를 졸업한 지 오래되어 몇몇 과목을 온라인 과정으로 재수강했다. 나는 대학교 온라인 과정 대신 Portage Learning (https://portagelearning.edu)을 통해 학점을 획득했다. 이 과정을 선택한 이유는 다음과 같다.

1. 타 대학교 온라인 과정보다 비용이 저렴함
2. 정해진 기간 없이 1년 안에만 강좌를 끝내면 되고, 가장 빠르면 21일 만에 완료 가능
3. 성적표는 Portage Learning이 아닌 Geneva College에서 발급됨
4. www.coursehero.com을 통해 해당 과목 리소스를 쉽게 활용 가능

단, Portage Learning에서 취득한 학점 인정 여부는 지원하고자 하는 프로그램에 반드시 확인해야 한다. 특히 Chemistry를 다시 들어야 할 경우 lab 포함 여부가 중요하다. 몇몇 프로그램은 온라인 lab을 인정하지 않으므로, 이런 경우 거주지 근처 커뮤니티 칼리지에서 다시 수강해야 할 수 있다.

재수강은 일부 과목 누락이나 전체 GPA가 비교적 양호할 때 효과적이다. 예를 들어 GPA가 3.1인 학생이 일부 선수과목만 재수강해 A를 받더라도 전체 GPA에 큰 변화는 없다. 전체 GPA가 낮은 경우, 이 방법은 충분하지 않다.

GRE 성적으로 GPA를 보완할 수 있다는 이야기도 있으나, GRE 점수만으로 낮은 학점을 커버하기는 어렵다. 영어 능력이 충분하지 않으면 높은 GRE 점수 획득도 쉽지 않다. 따라서 개인적으로는 이 방법을 추천하지 않는다.

◦ NP(Nurse Practitioner) 온라인 프로그램 등록

학점이 전반적으로 낮은 학생에게 추천하는 방법은 NP 과정 등록이다. 이유는 다음과 같다.

1. CRNA 프로그램에서 높은 학점을 요구하는 이유는 3년간의 힘든 마취 과정을 성공적으로 수행할 지원자를 찾기 때문이다. NP 과정을 좋은 성적으로 마치면 대학원 과정을 문제없이 들을 수 있음을 증명한다.
2. 전체 학점이 낮은 학생이 선수과목을 다시 듣고 어드밴스 과정까지 들어도 GPA 변화는 제한적이다. NP 과정 등록을 통해 더 효율적으로 경쟁력을 높일 수 있다.
3. NP 과정 커리큘럼에는 Advanced Pathophysiology, Advanced Pharmacology, Research, 일부 Biostatistics 등이 포함되어 있으며, CRNA 지원에 필요한 선수과목 대부분을 충족시킨다. Chemistry, Biochemistry 등 일부 순수 과학 과목만 추가하면 CRNA 선수과목 완성 가능하다.
4. NP 과정은 석사로 제공되는 경우가 많아, NP를 마친 상태로 CRNA 지원 시 GRE 제출이 필요 없거나, 지원 학교 폭을 넓힐 수 있다.
5. NP 과정을 마치면 CRNA에 합격하지 못하더라도 Midlevel Provider로서 Plan B를 가질 수 있다.

NP 과정을 통해 GPA뿐 아니라 대학원 수준 학습 능력을 입증하면, CRNA 프로그램 지원에서 경쟁력을 크게 높일 수 있다.

GPA가 낮다고 해서 꿈을 포기할 필요는 없다. 낮은 GPA를 개선하기 위한 노력은 단순한 숫자 채우기가 아니라, 나의 의지와 헌신, 학습 능력을 보여 주는 과정이다. 온라인 과정, NP 과정, 재수강 등 전략적 선택을 통해 나는 CRNA가 되기 위한 준비를 실질적으로 증명할 수 있다. 면접이나 에세이에서 이 과정을 강조하면, 내가 어려움을 극복하고 목표를 향해 꾸준히 나아가는 지원자라는 인상을 강하게 남길 수 있다. GPA 향상 과정 자체가 나의 동기와 열정을 입증하는 중요한 증거가 된다.

제7장

대학원 재정 계획

| 수업료 및 비용 개요

CRNA 프로그램에 지원할 때 학비와 관련 비용을 이해하는 것은 매우 중요하다. 학비는 프로그램마다 다르며, 추가 비용에는 교재, 장비, 인증 시험, 건강 보험, 기타 필요한 자료 등이 포함된다. 지원자는 각 학교에서 발표한 학비 일정을 확인하고, 이러한 추가 비용을 포함하여 프로그램 전체 기간 동안 필요한 총 재정을 계산해야 한다.

| 장학금과 보조금

장학금과 보조금은 대학원 재정 부담을 크게 줄일 수 있다. 지원자는 학교 내외부의 재정 지원 기회를 적극적으로 조사해야 한다. 일부 프로그램은 성적 기반 장학금(merit-based scholarship)을 제공하고, 다른 프로그램은 필요 기반 보조금(need-based grant) 또는 펠로우십을 제공한다. 이러한 기회를 미리 조사하고 신청하면 학자금 대출 의존도를 줄이고, 재정 부담 없이 학업에 집중할 수 있다.

| 학자금 대출: 얼마나 빌릴 것인가

많은 학생은 학비와 생활비를 충당하기 위해 대출에 의존한다. 이때

필요한 만큼만 빌리는 것이 중요하며, 미래 CRNA로서의 예상 수입을 고려해야 한다. 대부분의 대학원 프로그램은 연방 학자금 또는 사설 대출을 통해 학비 전액과 최소한의 생활비를 충당할 수 있도록 허용한다. 학생은 금리, 상환 조건, PSLF(공공 서비스 대출 탕감 프로그램) 등 잠재적 혜택을 비교하여 신중히 대출 옵션을 검토해야 한다.

| CRNA 학생으로서 성공적인 예산 관리

재정 계획은 대학원 생활에서 성공의 필수 요소다. 지원자는 학비, 생활비, 교재비, 인증 수수료, 기타 추가 비용을 포함한 현실적인 예산을 세워야 한다. 많은 학생은 합격과 입학 사이의 기간(약 6~10개월)을 활용해, 여행 간호(Travel Nursing)나 고수익 임상 근무를 통해 최대한 저축한다. 배우자나 가족과 미리 재정 계획을 논의하면 학업에 집중하면서 불필요한 스트레스를 피할 수 있다.

| 재정 문제 및 기회비용 고려

많은 지원자가 3년간의 학업 동안 소득 손실 때문에 CRNA 학교 지원을 망설인다. 예를 들어, 연간 15만 달러를 벌고 있다면 3년간 일을 쉬는 동안 45만 달러의 "소득 손실"을 걱정할 수 있다. 이는 합리적인 고민이지만, 장기적으로 보면 인증 후 CRNA로서 1년 만에 이 금액 이상을 벌 수 있다. 따라서 단기적인 금전적 손실 때문에 기회를 포기하는 것은 단견적이다.

하지만 가족 부양이나 생활비를 지원해야 해서 일을 쉬지 못하는 경우라면, 이는 신중한 재정 계획이 필요한 합리적인 우려다. 이런 경우, 지원 전에 재정 준비가 반드시 필요하다.

| 입학 전 재정 준비

CRNA 학교 준비 단계에서 재정 계획을 미리 시작하는 것이 강력히 권장된다. 적극적으로 저축하고, 잠재적 수입원을 평가하며, 배우자나 가족과 전략을 논의해야 한다. 합격과 입학 사이의 기간을 활용해, 여행 간호나 고수익 근무를 통해 재정적 버퍼를 마련하는 것이 좋다. 목표는 3년 동안 학비와 생활비를 충당할 수 있는 재정적 여유를 확보하는 것이다.

| 학업 중 재원 마련

등록 후, 학생은 학비와 경우에 따라 기본 생활비를 충당하기 위해 학자금 대출을 이용할 수 있다. 연방 학자금 대출은 금리가 낮고, 추가

자금이 필요할 경우 사설 대출도 보조 옵션으로 활용할 수 있다. 사설 대출은 금리가 다소 높을 수 있지만 필요 시 재정적 스트레스를 피하고 프로그램을 성공적으로 완료하는 데 유용하다. 대부분의 학생은 사설 대출을 자주 사용하지 않지만, 선택권이 있다는 점 자체가 안정성을 제공한다.

| 핵심 요점 정리

재정적 걱정 때문에 자격 있는 지원자가 CRNA 경력을 포기해서는 안 된다. 신중한 계획, 사전 저축, 전략적 대출 및 장학금 활용을 통해 3년간의 재정적 부담은 충분히 관리할 수 있다. 재정 전략의 성공은 얼마나 일찍, 철저하게 준비했는지에 달려 있다. 결단력, 예지력, 세심한 계획이 결국 앞으로 나아갈 길을 닦는다.

제8장

지원자를 위한 자료

| CCRN 준비를 위한 추천 도서

1. Pass CCRN® (Adult), 6th Edition - Robin Donohoe Dennison

- CCRN® (Adult) 시험 대비 집중 리뷰 제공
- Evolve 웹사이트에서 1,000개 이상의 인터랙티브 질문 포함
- 최신 연구, 치료 프로토콜, 국내외 중환자 간호 가이드라인 반영
- 책보다는 여기 나오는 문제만 풀어도 거의 대부분 합격함

2. Barron's CCRN Exam Prep

- 실제 시험과 유사한 난이도의 모의 시험 제공
- 객관식 문제와 상세한 해설 포함, 복습 및 실습에 유용
- Pass CCRN보다 적은 수의 문제를 포함한 CCRN 시험을 위해서 꼭 알아야 하는 필수 내용만 포함됨. 수록된 문제 수 많지 않음.

3. Nicole Kupchik - "Ace the CCRN®: You Can Do It!"

- AACN 시험 설계 기반 요약 가이드
- 질환, 평가, 검사값, 관리 전략 등을 핵심 포인트로 정리

4. Pamela Bartley's CCRN Review Book

- 폭넓은 내용과 연습 문제 제공, 이해 강화와 확인 학습에 적합

| 중환자 학습을 위한 유튜브 채널

1. Ninja Nerd Lectures

- 시각적, 이해하기 쉬운 고난도 의학 주제 강의
- 추천 영상: *Shock - Hypovolemic, Cardiogenic, Obstructive, Distributive*

2. ICU Advantage

- 10년 이상 경험의 중환자 간호사가 운영
- 심화 개념 및 실무 팁 제공
- 추천 영상: *Vasopressors (Part 1) - ICU Drips*

3. The Critical Care Nurse

- 초급~고급 중환자 간호 교육 콘텐츠
- 추천 영상: *Critical Care Nursing Video and Q&A*

4. Speed Pharmacology

- 짧고 재미있게 약리학 핵심 복습
- 추천 영상: *Pharmacology - DRUG INTERACTIONS (MADE EASY)*

| 병태생리학 학습 자료

- Ninja Nerd Lectures: 시각적이고 상세한 병태생리 설명
- Lecturio Nursing - Pharmacology Crash Course: 약리학 전반 개요, 약물 기전 및 치료 적용

| 약리학 학습 자료

- Ninja Nerd Lectures: 기전, 부작용, 임상 적용 중심
- Speed Pharmacology: 쉽고 재미있게 핵심 정리
- Lecturio Nursing - Pharmacology Playlist: 약물 분류 및 임상 사용 등 간호학생 맞춤 콘텐츠

여정을 마치며

마취전문간호사가 되는 길은 결코 쉽지 않다. 이는 엄청난 노력, 헌신, 그리고 희생을 요구한다. 모든 사람이 CRNA가 될 수 있는 것은 아니기에, 이 길을 완주한 사람에게 돌아오는 보상은 더욱 크다. "적을 알고 나를 알면 백 번 싸워도 위태롭지 않다"라는 말처럼, 자신이 가고자 하는 길을 명확히 이해하고 준비 계획을 철저히 세운다면 누구나 마취전문간호사가 될 수 있다. 결국 핵심은 얼마나 준비하느냐에 달려 있다.

여정을 걷는 동안 좌절을 경험할 수도 있지만, 그것은 문제가 되지 않는다. 각 실패는 귀중한 데이터가 되어 분석과 보완의 기회를 제공하고, 다음 도전에서 적용할 수 있다. 중요한 것은 그 경험을 통해 배우고 전략적으로 앞으로 나아가는 것이다.

마취전문간호사가 되겠다고 결심했다면, 지금 바로 행동을 시작해야 한다. 많은 사람들이 "곧 준비할 거야" 혹은 "언젠가 도달하겠지"라고 말하며 몇 년을 흘려보낸다. 실제로 ICU에서 함께 시작했던 동료 중에도 마취를 하겠다고 말한 이들이 있었지만, 몇 년이 지난 지금도 여전히 ICU에 머물러 있다. 시간이 흐른 뒤의 후회는 오롯이 자신의 몫이다. 이 책에서 강조했듯, 답과 기회는 언제나 앞에 있으며 과거에 있지 않다. 결정을 내렸다면 철저한 조사와 즉각적인 행동이 필요하다.

이 책은 최대한 개인적인 경험을 담아 안내했다. 그러나 더 구체적인 조언이 필요하다면 언제든 직접 연락해도 된다. 나는 앞으로도 이 여정을 걸어가는 사람들을 돕고, 끝까지 함께할 준비가 되어 있다.

CRNA 면접 대비 종합 질문집

- CRNA(마취전문간호사)가 되고자 결심하게 된 계기는 무엇입니까?
- 대학원 수준의 해부학·생리학 학습 경험이 실제 임상에서 어떤 방식으로 도움이 되었습니까?
- CRNA를 직접 섀도잉(Shadowing)하거나 관찰한 경험이 있다면, 그 경험이 진로 결정에 어떤 영향을 주었습니까?
- 본인의 성격적 특징 중, CRNA로서의 학업이나 임상 수행에 가장 긍정적인 영향을 줄 강점은 무엇이라고 생각합니까?
- 반대로, 학업이나 경력 발전 과정에서 개선이 필요하다고 느끼는 약점은 무엇입니까?
- 전문 직업인으로서 CRNA가 사회와 동료들에게 지녀야 할 책임은 무엇이라고 생각합니까?
- CRNA의 주요 역할과 업무 범위에 대해 어떻게 이해하고 있습니까?
- 여러 프로그램 중에서도 이 과정을 선택한 특별한 이유는 무엇입니까?
- 앞으로 5년, 10년 후에는 어떤 위치에서 어떤 역할을 하고 있을 것 같습니까?
- 본인의 단기적 목표와 장기적 목표를 구체적으로 말씀해 주세요.

- 다른 NP(전문간호사) 분야가 아닌, CRNA 분야를 선택한 이유는 무엇입니까?

- 이 프로그램이 본인에게 가장 적합하다고 판단한 이유는 무엇입니까?

- 왜 다른 지원자가 아닌 당신을 선택해야 한다고 생각합니까?

- 바소프레신(Vasopressin)의 주요 작용 부위와 생리적 역할을 설명해 주세요.

- SaO_2와 PaO_2는 어떤 차이가 있으며, 임상적으로 각각 무엇을 의미합니까?

- MvO_2가 무엇을 나타내며, 환자의 상태를 평가할 때 어떤 지표로 활용됩니까?

- 헤모글로빈의 구조와 기능에 대해 설명해 주세요.

- 도파민(Dopamine)과 도부타민(Dobutamine)의 약리 작용 차이점을 비교해 주세요.

- 심전도(ECG)에서 심근경색의 특징적인 변화를 어떻게 식별할 수 있습니까?

- 심인성 쇼크 발생 시, 우선적으로 시행해야 할 간호 중재는 무엇입니까?

- 두개내압(ICP)을 상승시키는 주요 원인들을 설명해 주세요.

- 2도 방실 차단(Type II AV Block)과 저혈압이 동반된 경우, 초기 대응은 어떻게 해야 합니까?

- 아트로핀(Atropine)의 약리학적 작용 기전은 무엇입니까?

- 디곡신(Digoxin)의 작용 기전과 주의해야 할 부작용은 무엇입니까?

- 패혈증의 주요 임상 증상과 조기 인식의 중요성에 대해 설명해 주세요.

- 패혈증 환자의 Swan-Ganz 수치 변화는 어떤 양상을 보이며, 그 이유는 무엇입니까?

- 노르에피네프린(Norepinephrine, Levophed)의 수용체 작용과 혈역학적 효과를 설명해 주세요.

- 정상 두개내압(ICP)의 기준 수치는 얼마이며, 이를 유지하기 위한 관리 방법은 무엇입니까?

- COPD 환자에게 적절한 인공호흡기(Ventilator) 설정을 어떻게 결정합니까?

- ABG(동맥혈 가스 분석) 결과를 해석하고, 이에 따른 호흡기 설정 조정 방안을 제시해 주세요.

- 저혈량성 쇼크(Hypovolemic Shock)의 초기 처치 원칙은 무엇입니까?

- 신경성 쇼크(Neurogenic Shock) 환자의 병태생리와 간호 중재를 설명해 주세요.

- 심인성 쇼크(Cardiogenic Shock) 관리의 핵심 목표와 중재 방법은 무엇입니까?

- 심장 압전(Cardiac Tamponade)의 임상적 징후와 응급 대응 방안을 설명해 주세요.

- Inotrope 약물의 대표적인 종류와 각각의 작용 메커니즘을 비교해 주세요.

- 중심정맥압(CVP) 측정 결과를 해석하고, 이상 수치 시 어떤 조치를 취해야 합니까?
- 폐동맥 카테터(PA Catheter)의 파형(waveform)을 해석할 때 주의할 점은 무엇입니까?

- 임상 현장에서 예기치 못한 어려운 상황을 마주했던 경험이 있다면, 어떻게 대처했는지 구체적으로 말씀해 주세요.
- 가치관이 다르거나 책임감이 부족한 동료와 함께 일해야 했던 경험이 있다면, 어떤 방식으로 문제를 해결했습니까?
- 실패를 경험한 적이 있다면, 그때 어떤 일이 있었고 어떻게 극복했는지 설명해 주세요.
- 윤리적 딜레마나 갈등 상황을 격은 적이 있다면, 어떤 선택을 했고 그 이유는 무엇이었습니까?
- 팀 내에서 나의 의견이 소수였지만 옳다고 확신했던 경험이 있다면, 그 상황에서 어떻게 행동했습니까?
- 누군가 나의 시술이나 업무 수형 방식을 지적했을 때, 어떻게 반응하고 대응하겠습니까?
- 동료가 약물을 오용하거나 부적절한 행동을 하는 것을 목격한다면, 어떤 절차로 대응하겠습니까?
- 팀 내에서 리더로서 주도적으로 문제를 해결했던 경험이 있다면 말씀해 주세요.
- 봉사 활동 경험이 있다면, 그 과정에서 무엇을 배우고 느꼈는지 설명해 주세요.
- 팀워크를 발휘하여 긍정적인 결과를 이끌어 낸 사례가 있다면 소

개해 주세요.

- 복잡한 문제를 해결하기 위해 분석적 사고나 창의적인 접근을 사용했던 경험이 있습니까?
- 압박감이 큰 상황에서도 침착하게 업무를 수행했던 경험이 있다면, 그 상황을 어떻게 관리했는지 말씀해 주세요.
- 실수나 오류를 범했을 때, 어떻게 대응하고 개선했는지 구체적으로 설명해 주세요.

- 지금까지의 삶이나 경력에서 가장 큰 성취는 무엇이며, 그것이 당신에게 어떤 의미를 갖습니까?

- 간호사로서 특히 자랑스럽게 생각하는 두 가지 업적을 이야기해 주세요.

- 주변 사람들은 당신을 어떤 성격이나 태도를 가진 사람으로 평가한다고 생각합니까?

- 본인의 주요 강점과 개선이 필요하다고 느끼는 약점은 무엇입니까?

- 스트레스를 받는 상황에서 스스로를 어떻게 조절하고 관리합니까?

- 여가 시간에는 어떤 취미나 활동을 즐기며, 그것이 어떻게 삶의 균형에 도움이 됩니까?

- 당신이 생각하는 '직업적 성공'이란 무엇입니까?

- 현재 주로 돌보는 환자군은 어떤 유형입니까? 그리고 특별히 선호하는 환자군이 있다면 그 이유는 무엇입니까?

- 최근에 돌보았던 환자 중 다루기 어려웠던 사례가 있다면, 그 상황과 대처 방법을 설명해 주세요.

- 이 프로그램에 참여하게 된다면, 당신이 기여할 수 있는 점은 무엇이라고 생각합니까?

- 다른 지원자와 차별화되는 당신만의 강점이나 특징은 무엇입니까?

- 이 프로그램을 통해 기대하는 배움이나 성장은 무엇입니까?

- 이 프로그램이 당신에게 잘 맞는 이유는 무엇이라고 생각합니까?

- 참여했던 연구 프로젝트나 학술 활동이 있다면, 그 경험과 본인의 역할에 대해 설명해 주세요.

- 논문 주제를 스스로 정할 수 있다면, 어떤 주제를 선택하고 싶으며 그 이유는 무엇입니까?

- 이 분야에서 당신의 학문적 혹은 직업적 관점에 가장 큰 영향을 준 인물은 누구입니까?

- 향후 5년 또는 10년 동안 이 직업이 직면할 가장 큰 도전이나 변화는 무엇이라고 생각합니까?

- 본인의 개인적 배경이나 임상 경험이 연구 혹은 전문 관심 분야에 어떤 영향을 미칠 것이라고 생각합니까?

- 이 분야의 연구나 임상에서 어떤 이론적·철학적 접근에 가장 공감하며, 그 이유는 무엇입니까?

- 몇 년 동안의 수입을 포기하고 다시 학생 신분으로 돌아가는 것에 대해 어떻게 생각하며, 그 결정을 내리게 된 이유는 무엇입니까?
- 마취전문간호사 과정을 재정적 어려움 없이 이수하기 위해 어떤 계획이나 준비를 해 두었습니까?
- 대학원생이자 고급 실무 간호사로서, 개인적·전문적 삶에 어떤 변화가 있을 것으로 예상하며 이에 어떻게 대비하고 있습니까?
- CRNA 과정의 높은 학업 부담과 생활 변화를 감안할 때, 본인과 가족은 어떤 방식으로 이를 준비하고 지원하고 있습니까?

- 이 프로그램에 대해 아직 궁금하거나 더 알고 싶은 부분이 있습니까?
- 만약 이번에 프로그램에 합격하지 못한다면, 이후 어떤 계획을 세우겠습니까?
- 앞으로 5년 후, 자신은 어떤 위치에서 어떤 일을 하고 있을 것이라고 생각합니까?
- 당신이 세상을 떠난 후, 묘비에 어떤 문구가 새겨지길 바라십니까?
- 자신감이 있는 지원자로 보이는데, 초보자의 마음으로 다시 시작할 준비가 되어 있습니까? 또한, 비판이나 피드백을 얼마나 잘 수용한다고 생각합니까?

간호대학 입학부터 CRNA 프로그램 입학까지

1단계	구분	간호대학 재학 중 - 기초 준비
	핵심 목표	GPA 관리/임상 관심도 증명
	실천 포인트	- GPA **3.6 이상 유지**(튜터링 · 스터디 적극 활용) - **병원 발룬티어 및 CRNA Shadowing 경험 확보** - **추천인 네트워크** 구축
	주요 주의사항	낮은 학점은 CRNA 입학 시 불리 실제 현장 경험이 서류보다 중요
2단계	구분	**졸업 후 - 중환자실(ICU) 경력 및 CCRN 자격 취득**
	핵심 목표	ICU 근무 1년 이상/CCRN 자격
	실천 포인트	- 졸업 직후 **ICU 근무 시작** - **CCRN 요건 충족**: 2년 내 1,750시간(최근 875시간) - **감사(Audit) 대비**: 상사 서명 필수
	주요 주의사항	근무시간 불충분 시 CCRN 박탈 위험 CCRN 취득은 대부분 학교의 필수 조건
3단계	구분	**CRNA 학교 지원 준비**
	핵심 목표	인터뷰 대비/추천서 확보/지원서 완성
	실천 포인트	- 목표 학교 리스트 및 입학요건 조사 - 교수 · 상사 추천서 사전 확보 - 인터뷰 질문 · 시뮬레이션 연습 - **불합격 시 Feedback → 재지원 전략 수립**
	주요 주의사항	학교마다 요구사항 다름 (GPA, GRE, Shadowing 시간 등) 1~2년간 준비기간 필요

| 핵심 목표

- 학점(GPA) 관리: CRNA Program 입학에서 가장 중요한 요소
- 현장 경험 확보: 발룬티어 및 병원 네트워크

| 실천 포인트

1. 학점 관리

- 가능한 한 모든 과목에서 최고 성적 유지
- 어려운 과목은 튜터링, 스터디 그룹 활용
- GPA 낮으면 나중에 CRNA Program 지원 시 불리함
- 최소 3.6/4.0 이상 유지할 것.

2. 발룬티어 및 병원 경험

- 목표 병원/관심 부서에서 발룬티어 근무
- 이유:

    CRNA Program 지원서에서 임상 관심도 증명

    졸업 후 취업 시 네트워크 활용 가능

    가능하면 **CRNA Shadowing** 경험 포함

2단계: 졸업 후 – 중환자실 경력 확보 및 CCRN 자격 취득

| 핵심 목표

- ICU 근무 1년 이상
- CCRN 자격 취득

| 실천 포인트

1. 중환자실(ICU) 취업

- 졸업 직후 최대한 빨리 ICU 입사
- Med/Surg 유닛 대신 바로 ICU 경험 확보

2. CCRN 자격 요건

- **직접 환자 진료 시간**
  - 2년 기준: 최소 1,750시간(그중 875시간은 최근 1년 이내)
  - 5년 기준: 최소 2,000시간(그중 144시간은 최근 1년 이내)
- **근무 환경:** 미국 또는 캐나다 병원, 혹은 미국 기준 중환자실 환경만 인정
- **감사(audit) 절차**
  - 지원 시, 근무 시간 관련 상사 서명 필요

- 추후 감사 대상자 선정 시, 제즐 후 60일 내 상사 확인서 제출

- 증빙자료가 부정확하거나 미저출 시 CCRN 인증 취소 가능

- 감사 결과에 대한 이의 제기 가능

- **참고:** 근무 시간이 미달이어도 시험 응시는 가능하지만, 감사에 걸리면 CCRN 박탈 위험 존재 → 선택은 본인 몫

3단계: CRNA 학교 지원 준비

| 핵심 목표

- 인터뷰 준비
- 추천서 확보
- 지원서 완성

| 실천 포인트

1. 학교 조사 및 자료 확보

- 지원할 학교 리스트 작성(책에 수록됨)
- 추천서 작성할 교수 · 상사 섭외(책에 수록됨)
- 사전에 강의 동영상, 입학 안내 자료 확인

2. 인터뷰 준비

- 1년차 ICU 경험 동안 인터뷰 예상 질문 준비(책에 수록됨)
- 시뮬레이션, 사례 기반 답변 연습

3. 지원 전략

- 첫해: 가능한 많은 학교 지원

- 합격 → 입학 준비

- 불합격 → 학교 디렉터와 피드백 미팅 → 2년차 재지원

CRNA/대학원 입학 전후 재정 플랜

| 1. 입학 전: 준비 단계

현금 비축

목표: 최소 $100,000 정도 비축.

방법: 현재 직장에서 최대한 저축, 부업, 보너스 활용.

목적: 학비, 생활비, 긴급 상황 대비.

재정 이해

대출을 필요 이상으로 두려워하지 않기.

대학원 대출은 장기적으로 갚을 수 있고, 졸업 후 소득 증가로 상환 가능.

신용 관리

신용 점수 유지 및 개선: 대출과 신용카드 이력 관리.

"무이자 18개월 신용카드" 같은 프로모션 활용 가능.

목적: 긴급 현금 필요 시, 높은 금리 부담 없이 활용 가능.

| 2. 입학 후: 학비 및 생활비 관리

대출 전략

필요에 맞게만 대출.

연방 학자금, 사설 학자금, 학생 대출 프로그램 활용.

졸업 후 소득을 고려하여 상환 계획 설정.

투자 계좌 활용

기존 401(k) 계좌를 Roth IRA로 롤오버 가능(연간 $6,000 한도).

목적: 세전(pre-tax) 저축을 세금 부담 없이 장기 투자로 전환.

주의: IRA 롤오버 조건과 세금 관련 규정 확인 필요.

신용카드 및 소액 금융 활용

온라인 수업, 하이브리드 수업의 경우, 시간 조정이 가능함.

필요 시, 0% 무이자 카드로 소규모 지출 관리 가능.

목적: 현금 부족 시 안전망 역할.

| 3. 학업 + 일 병행 전략

온라인/하이브리드 수업 활용

1학년 온라인 수업 가능 시, 주당 몇 시간 근무 가능.

현장 근무와 학업 병행 시, 생활비 충당 및 실무 경험 유지.

재정적 유연성 확보

학교 생활 중에도 긴급 상황 대비 비상금 유지.

필요하면 단기 알바, locum 또는 프리랜서 근무 고려.

| 4. 핵심 원칙

적극적 준비: 입학 전 최대한 저축.

대출 두려움 없음: 필요시 합리적으로 활용.

신용과 금융 활용: 0% 신용카드, 계좌 롤오버 등 전략적 활용.

유연한 학업 계획: 온라인 수업 활용, 일과 학업 병행.

마취전문간호사 입학가이드라인

CRNA SCHOOL DEADLINES

ALABAMA

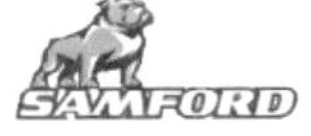 Samford University — 2025.05.01 

 University of Alabama at Birmingham — 2026.05.01 

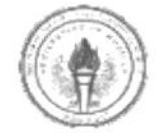 University of Mobile — 2025.10.01 

ARIZONA

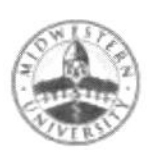 Midwestern University — 2025.11.01 

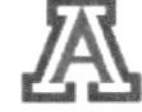 University of Arizona — 2025.08.01 

ARKANSAS

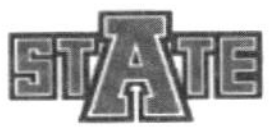 Arkansas State University — 2025.10.01 

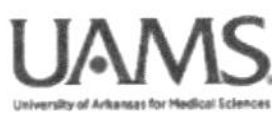 University of Arkansas Medical Sciences — 2025.11.01 

CRNA SCHOOL DEADLINES

CALIFORNIA

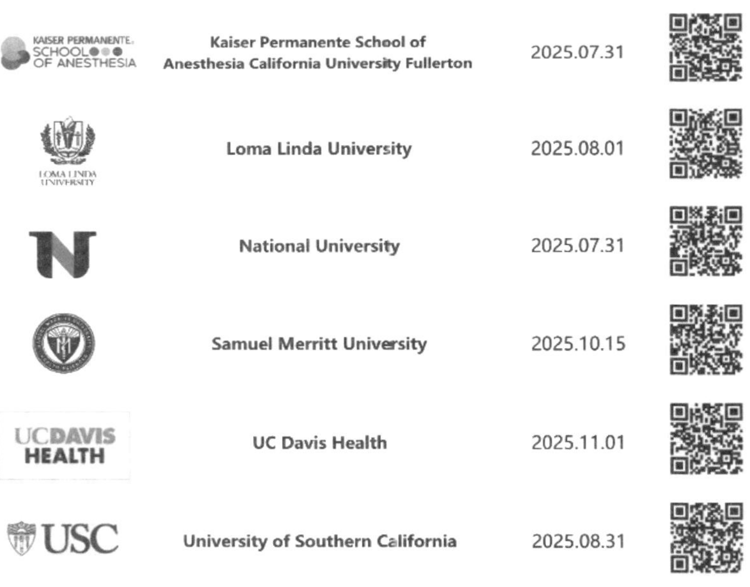

Kaiser Permanente School of Anesthesia California University Fullerton	2025.07.31	
Loma Linda University	2025.08.01	
National University	2025.07.31	
Samuel Merritt University	2025.10.15	
UC Davis Health	2025.11.01	
University of Southern California	2025.08.31	

COLORADO

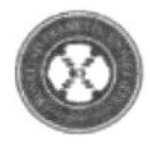

Rosalind Franklin	2025.12.12	

CRNA SCHOOL DEADLINES

 Rocky Vista University | 2026.01.31 | 

CONNECTICUT

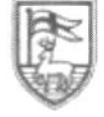 **Fairfield University Nurse Anesthesia Program** | 2025.08.01 | 

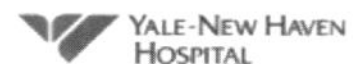 **Nurse Anesthesia Program of Hartford** | 2025.09.01 | 

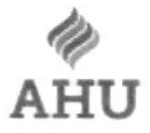 **Yale New Haven Hospital School of Nurse Anesthesia** | 2025.09.01 | 

FLORIDA

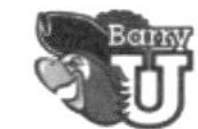 **AdventHealth University** | 2026.06.01 | 

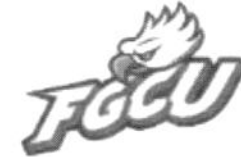 **Barry University** | 2025.11.01 | 

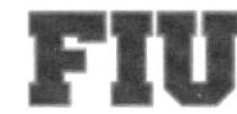 **Florida Gulf Coast University** | 2026.07.31 | 

 **Florida International University** | 2026.02.01

CRNA SCHOOL DEADLINES

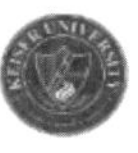	Florida State University	2026.01.15
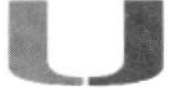	Keiser University	
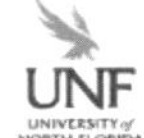	University of Miami	2026.02.01 
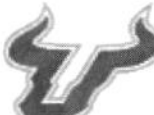	University of North Florida	2026.02.01 
	University of South Florida	2026.01.29

GEORGIA

	Augusta University Nursing Anesthesia Program	2025.10.25 
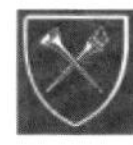	Emory University Doctor of Nursing Practice Nurse Anesthesia Program	2025.06.01 2025.09.01

CRNA SCHOOL DEADLINES

IDAHO

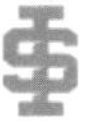 Idaho State University — 2026.01.15 

ILLINOIS

Decatur & Millikin	2026.01.15
NorthShore University	2025.05.01
Rosalind Franklin	2025.12.12
Rush University	2026.04.01
Southern Illinois University	2026.05.01
University of Illinois Chicago	2025.11.01

INDIANA

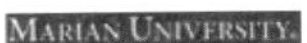

Marian University Nurse Anesthesia Program Leighton School of Nursing Nurse Anesthesia Program

2025.09.01

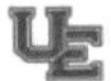

University of Evansville Nurse Anesthesia Program

2025.12.31

IOWA

University of Iowa

2025.06.01

KANSAS

Newman University Nurse Anesthesia Program

2025.08.31

University of Kansas Nurse Anesthesia Program

2025.07.15

KENTUCKY

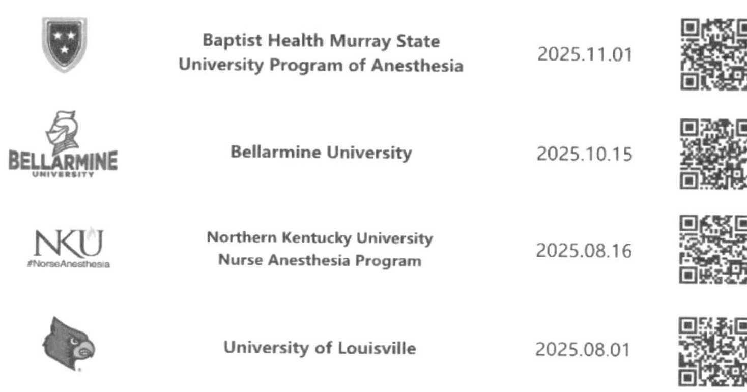

Baptist Health Murray State University Program of Anesthesia	2025.11.01	
Bellarmine University	2025.10.15	
Northern Kentucky University Nurse Anesthesia Program	2025.08.16	
University of Louisville	2025.08.01	

LOUISIANA

Franciscan Missionaries of Our Lady University	2025.06.15	
Louisiana State University	2025.06.01	
Northwestern State University	2026.07.15	
Loyola University of New Orleans/Nurse Anesthesia and Adult-Gerontology Acute Care Nurse Practitioner	2026.02.01	

MAINE

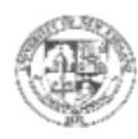

University of New England School
of Nurse Anesthesia

2026.02.01

MARYLAND

**Johns Hopkins School of Nursing
DNP Nurse Anesthesia Program**

2025.09.03

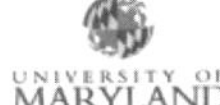

**University of Maryland School of
Nursing Graduate Programs Nurse Anesthesia**

2026.07.01

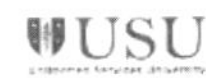

**Uniformed Services University of the
Health Sciences Daniel K. Inouye
Graduate School of Nursing Nurse
Anesthesia Program**

2026.08.01

MASSACHUSETTS

**Boston College William F. Connell
School of Nursing Nurse Anesthesia Program**

2025.06.30

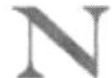

**Northeastern University Bouve College
of Health Sciences School of Nursing
Nurse Anesthesia Program**

2025.07.01

CRNA SCHOOL DEADLINES

MICHIGAN

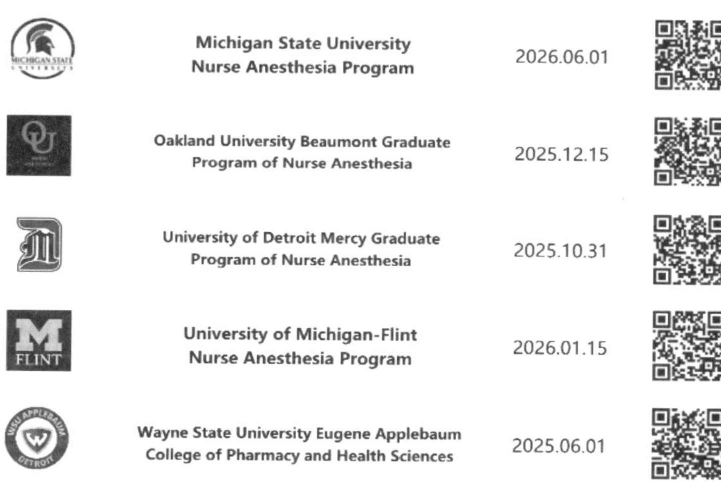

Michigan State University Nurse Anesthesia Program	2026.06.01	
Oakland University Beaumont Graduate Program of Nurse Anesthesia	2025.12.15	
University of Detroit Mercy Graduate Program of Nurse Anesthesia	2025.10.31	
University of Michigan-Flint Nurse Anesthesia Program	2026.01.15	
Wayne State University Eugene Applebaum College of Pharmacy and Health Sciences	2025.06.01	

MINNESOTA

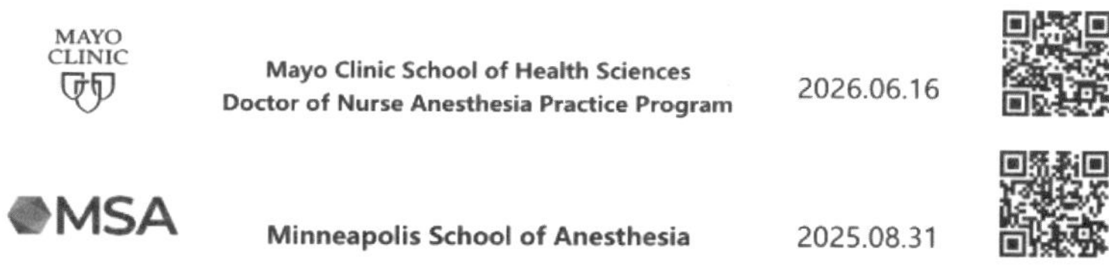

Mayo Clinic School of Health Sciences Doctor of Nurse Anesthesia Practice Program	2026.06.16	
Minneapolis School of Anesthesia	2025.08.31	

CRNA SCHOOL DEADLINES

 Saint Mary's University of Minnesota
Graduate Program in Nurse Anesthesiology — 2025.09.15 

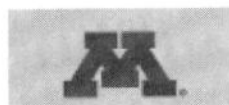 University of Minnesota School of
Nursing Nurse Anesthesia Area of Study — 2026.08.01 

MISSISSIPPI

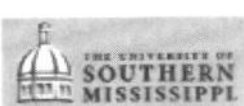 University of Southern Mississippi
Nurse Anesthesia Program — 2025.05.15 

MISSOURI

 Goldfarb School of Nursing at
Barnes-Jewish College Nurse Anesthesia Program — 2025.03.01

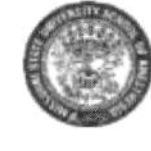 Missouri State University School of Anesthesia — 2025.06.30 

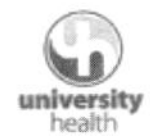 University Health Truman Medical
Center School of Nurse Anesthesia — 2025.08.01 

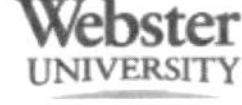 Webster University Nurse
Anesthesia Program — 2025.06.01 

CRNA SCHOOL DEADLINES

NEBRASKA

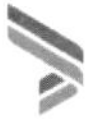

Bryan College of Health Sciences School of Nurse Anesthesia — 2025.08.31 

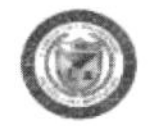

Clarkson College Nurse Anesthesia Program — 2025.12.01 

NEVADA

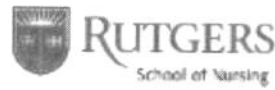

Roseman University of Health Sciences — 2025.08 OPEN 

UNLV

Univesity of Nevada Las Vegas — 2025.09.01 

NEW JERSEY

Rutgers School of Nursing Anesthesia Program — 2026.08.15 

NEW MEXICO

New Mexico State University — 2026.02.01 

CRNA SCHOOL DEADLINES

NEW YORK

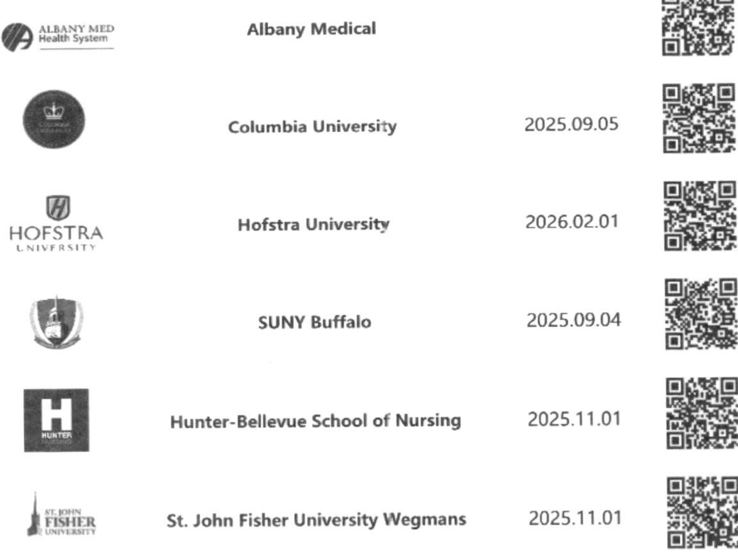

Albany Medical		
Columbia University	2025.09.05	
Hofstra University	2026.02.01	
SUNY Buffalo	2025.09.04	
Hunter-Bellevue School of Nursing	2025.11.01	
St. John Fisher University Wegmans	2025.11.01	

NORTH CAROLINA

Carolinas Medical Center Nurse Anesthesia Program/UNCC   2025.09.10 

CRNA SCHOOL DEADLINES

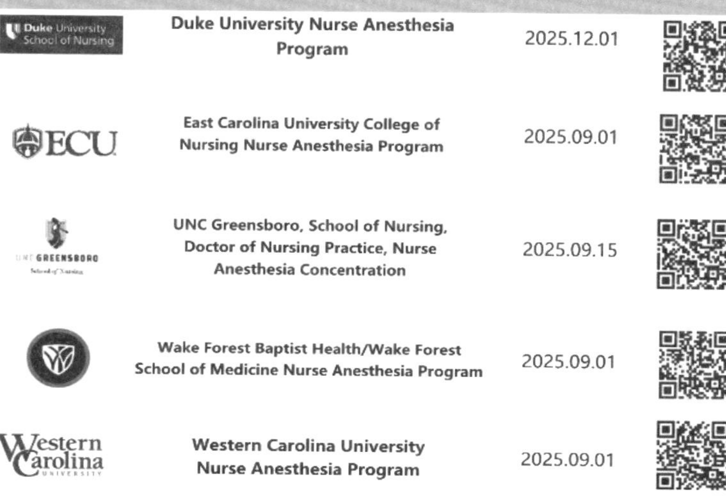

Duke University School of Nursing	**Duke University Nurse Anesthesia Program**	2025.12.01
ECU	**East Carolina University College of Nursing Nurse Anesthesia Program**	2025.09.01
UNC GREENSBORO School of Nursing	**UNC Greensboro, School of Nursing, Doctor of Nursing Practice, Nurse Anesthesia Concentration**	2025.09.15
	Wake Forest Baptist Health/Wake Forest School of Medicine Nurse Anesthesia Program	2025.09.01
Western Carolina University	**Western Carolina University Nurse Anesthesia Program**	2025.09.01

NORTH DAKOTA

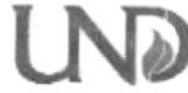

UND	**University of North Dakota Nurse Anesthesia Program**	2025.07.15

OHIO

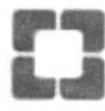

	Cleveland Clinic Foundation Frances Payne Bolton School of Nursing Case Western Reserve University School of Nurse Anesthesia	2025.06.01

CRNA SCHOOL DEADLINES

	School	Deadline	
	Frances Payne Bolton School of Nursing Program of Nurse Anesthesia Case Western Reserve University	2025.06.01	
	Lourdes University DNP Nurse Anesthesia Program	2026.03.14	
	Ohio University	2025.12.12	
	Ohio State University	2025.03.01	
	St. Elizabeth Health Center School for Nurse Anesthetists	2026.07.31	
	The University of Akron Nurse Anesthesia Program	2026.08.01	
	University of Cincinnati, College of Nursing Doctor of Nursing Program - Nurse Anesthesia Major	2025.12.01	
	Ursuline College with Somnia Nurse Anesthesia Program	2026.04.01	

OKLAHOMA

	School	Deadline	
	The University of Tulsa Nurse Anesthesia Program	2025.09.30	

CRNA SCHOOL DEADLINES

OREGON

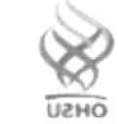 

Oregon Health and Science University School of Nursing Nurse Anesthesia Program — 2025.10.10

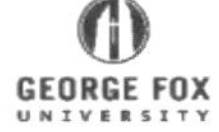 

George Fox University — 2025.10.01

Successful CRNA School Application Essay

Upon completion of the XXXX Doctor of Anesthesia practice degree, I have several short term and long-term goals. Anesthesia school can be an arduous process, and post-graduation I will be eager to begin practice quickly. One of my first short term goals is to work for a large level one hospital in a burgeoning metropolitan area. I am originally from New York City and would like to return there for practice.

I want to work in a large hospital because I want to gather as much experience and perform as many different procedures as possible. I would prefer to work in an Anesthesia Care model where an Anesthesiologist helps to oversee the cases initially. I would prefer this model initially because in an emergency, I would appreciate experienced personnel and guidance. Working in a team-based model would increase my comfort level and facilitate my eventual independence in practice.

One long term goal I am interested in would be to continue to use evidence-based practice in my anesthesia practice. One topic that I am interested in is the correlation of regional based anesthesia such as an epidural anesthesia and the use of opioids. I am interested in finding out whether an increased use of epidural anesthesia would lead to a decrease in the use of opioids in the critically ill population. Opioids have side effects such as respiratory depression, constipation, somnolence, and dependence. I would love to investigate whether harmful side effects could be avoided by using regional anesthesia. I also wonder if there could be decreased ventilator day usage and increased pain control. Keeping the patient comfortable will be one of my greatest goals but eliminating the negative side effects of opioids could lead to more favorable outcomes.

A third professional goal I have is to teach in my anesthesia role and then later in a faculty role. In my anesthesia role, I would love to teach ultrasound guided IV insertion. By utilizing this method, accuracy in intravenous access can be increased, patient satisfaction can be increased and decrease the need for central venous catheters. By avoiding use of central venous catheters complications such as blood stream infections, large vessel injuries, hematomas, venous air embolisms, and pneumothorax can be avoided. Teaching in a faculty role would afford me the ability to mentor anesthesia students and help students build a solid foundation in the field. I would be able to groom confident, competent individuals using experience and skills garnered from your program. Being a faculty member would allow for innovative research to improve the future of the CRNA profession. When I was pursuing my undergraduate degree, faculty played a big part in my success as a nurse. By teaching, I would be able to give back to the community and play a role in a student's success.

I am excited to begin this journey in anesthesia practice and look forward to attending XXX University to achieve my goals. Thank you for considering my application.

Sincerely,

As a take a bite of the Albanian spinach pie that my mother has spent the last few hours preparing from scratch, I think about all measures taken to enjoy this meal as a family. My mother directs my siblings and I into our assigned roles of meticulously carrying out the recipe from handwritten notes and worn-out paper so that the dish comes out perfect as it has many times before. Meanwhile my father and brother are in the living room preparing the TV for the big game, awaiting my relative's arrival. These small and somewhat infrequent family gatherings have become a yearly tradition not allowing distance to isolate.

An underlying theme of reliability a has been instilled in me. I believe that my upbringing was the start of showing me how a well-organized plan, attention to detail, and working as a team can help bring together meaningful event for the people we love and adore. Thereby, embodying the values that propel me towards a career in nurse anesthesia.

My interest into nurse anesthesia begun during my first year as a nurse working in critical care at a smaller community hospital six years ago. The nurse anesthetist in this hospital were greatly depended on in our ICU for emergency situations. I remember one patient experience so clearly. The patient was going into impending respiratory failure, and the nurse anesthetist was called to assist with intubation since there was not an attending physician available at the time. The patient was in distress and completely drained by the events that had taken place throughout her hospital stay. As the nurse anesthetist held the patient's hand, he assured her that all measures would be taken to provide the best care to her and do whatever was needed to be done in order to save her life. After the concerns were addressed sincerely by the nurse anesthetist, the patient looked to the nurse anesthetist and said, "I trust you". At bedside, her words played over in my mind as I watched the anesthesia staff meticulous follow the plan of medication dosing and physiological parameters to keep his promise. Like registered nurses, nurse anesthetist is often the patient's protector. I realize that the privilege to provide support to vulnerable patients in a precise and meaningful way drives my passion for nurse anesthesia.

The field of nurse anesthesia will provide me with the knowledge and skill needed to assist in a variety of patient management settings.

I desire to become engage in a program that encourages teamwork amongst fellow students and staff, maintains a strong educational curriculum, and provides immense opportunities to collaborate with different variety of specialty services. I currently envision a role as a nurse anesthesiologist, with exposures to the variety of subspecialties such as endoscopy, OR, and women health that will help stimulate a career path for further consideration. Ultimately, I am prepared to become a dependable and competent member of the nurse anesthetist community, with the intent of fulfilling the lifelong commitment to doing my best to make a difference through the passionate delivery of health care.

What shift do you work and how many days per week do you work? Why did you choose that shift?

I currently work in the CVICU on the night shift, usually three to four days per week. I chose the night shift because it provides one of the best learning environments, especially for nurses without prior ICU experience. Many people believe the night shift is not as busy, but that assumption is far from true. In reality, the night shift often lacks resources, requiring me to make critical decisions with limited information. I believed that this challenge would provide better preparation for becoming a CRNA.

One of the most common responsibilities at night is drawing blood and sending it to the lab. Regardless of the patient's line access, I must be able to obtain samples and then replace electrolytes based on the results. If the line access is good, the task is simple. If not, I must find a way to secure access. Day shift nurses can often rely on PICC nurses for assistance, but at night, I need to solve the problem independently. Although this can be frustrating at times, it strengthens a skill that is absolutely essential for CRNAs. During shadowing, a CRNA told me that strong IV skills are critical because, in an emergency, establishing reliable access is the first step to delivering life-saving medications and blood products. Working night shifts in the CVICU also exposed me to frequent cases of arrhythmias caused by electrolyte imbalances such as hypokalemia or hypomagnesemia. Since most electrolyte replacement is performed at night, I had the opportunity to develop a habit of reviewing lab results, correlating them with cardiac rhythms, and managing the consequences.

Another advantage of night shifts is having more time to study charts and physician notes without constant interruptions from families or the daytime care team. When I have downtime, I use it to deepen my understanding of patient cases—reviewing the plan of care, why a physician chose a specific procedure, and the rationale for particular medications. This independent study built my clinical reasoning skills and improved my ability to anticipate what might happen next in the patient's course.

Emergencies at night demand independence and rapid thinking. With fewer resources available, night shift nurses must take initiative.

For example, one night a new graduate nurse's patient began crashing. The patient went into SVT with a heart rate in the 190s, blood pressure dropping, and worsening oxygenation on the ventilator. The new nurse froze, unsure how to respond. I immediately increased FiO_2, called respiratory therapy, and ordered stat labs, EKG, chest CT, and an echocardiogram. I administered 2.5 mg IV metoprolol and contacted the intensivist, explaining my assessment and actions. The physician approved my plan. This situation reflects the true challenge—and the beauty—of the night shift: when resources are limited, you must think critically, act independently, and lead decisively.

Another reality of the night shift is that most admissions at night are very sick patients—those with life-threatening emergencies such as myocardial infarction, cardiac arrest, stroke, or major trauma. Stabilizing these patients rapidly with limited support has trained me to remain calm and accurate in high-stress environments. Although stressful, I view this challenge as invaluable preparation for anesthesia practice.

So which shift is better—day or night? Each has its pros and cons. But I believe the disadvantages of the night shift actually made me stronger, more resilient, and better prepared for my future role as a CRNA. At the end of the day, growth depends less on the shift you work and more on your mindset and how you use the opportunities presented.

Describe a time that you made an error in judgment

The Importance of Failure

Failure, when approached correctly, can be the greatest teacher. True strength lies not in avoiding mistakes, but in the ability to recover from them and use them to grow. One of the requirements for CRNA school is ICU work experience. After being away from nursing for eight years, I had the opportunity to work in an intensive care unit at a level 3 trauma center. At first, I felt as though I was living a dream. I took a two-week online intensive care crash course and believed I was prepared for the ICU. However, I quickly realized that I was mistaken. Having been away from the bedside for so long, I struggled to interpret my patients' conditions, failed to communicate effectively with the care team, and felt insecure performing nursing interventions. I began to dread going to work, not because of the workload, but because of my lack of confidence. I realized this situation could negatively affect me, my patients, and my team.

Sandcastles can be built quickly, but they collapse just as easily.

I debated whether I should simply endure for a year, meet the minimum ICU requirement, and apply to CRNA school. But deep down, I knew that was not the right answer. I had moved forward too quickly without sufficient preparation. Returning to ICU after eight years away was like pouring water into a sieve—no matter how much effort I put in, it was not sustainable. This was not a failure of effort, but an error in judgment.

A man's labor will be crowned with success.

After resigning from that position, I made a plan to correct my mistake. I sought advice from experienced nurses and current SRNAs, and I decided to rebuild my foundation step by step. I accepted a position at XXX Hospital to gain med/surg telemetry experience, then relocated to Los Angeles to work at XXX Medical Center. Now, I am working at the CVICU at XXX Hospital. Along the way, I earned both CCRN and CMC certifications.

It took me a year to arrive at this point, but I have no regrets. That year was not wasted—it made me a stronger candidate for CRNA school. I learned that rushing toward a goal without preparation only leads to setbacks. Just as eating too quickly causes indigestion, or a hastily built structure cannot withstand external pressures, I realized that a strong foundation is essential. I believe XXX CRNA program seeks candidates who can endure the rigor of both academics and clinical training, and I am confident I can be that resilient candidate.

More than 121,000 strong, XXX university alumni span the globe. Finally, I want to say this: "It is easy to speak about success, but it takes courage to admit failures and errors in judgment. Those who share their failures are the ones who become stronger leaders." I aspire to be one of those leaders—and one of the 121,000 XXX university alumni.